Kohlhammer

Die Autorinnen

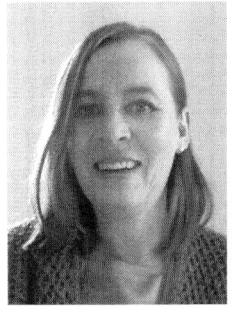

Dr. rer. medic. Susanne Karner, Gesundheits- und Pflegewissenschaftlerin, Coaching & Mentoring Dr. Susanne Karner.

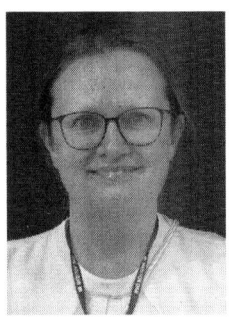

Francesca Warnecke, Diplom-Pflegewirtin (FH), Head of Quality Management & ESG, Care Specialist, MEDIFOX DAN.

Unter Mitarbeit von

Sandra Bathon, B. A. Pflege- und Gesundheitsförderung.
Simone Dieter, Pflegeexpertin M. A., APN Intensivpflege, Robert-Bosch-Krankenhaus Stuttgart.
Andrea Käppeli, Pflegeexpertin MScN, ANP-CH, Spital Muri/pflegimuri.
Giulia Lara Saxer, Arbeits- & Organisationspsychologin, Expertin Patientensicherheit, Universitätsspital Basel.
Dr. Claudia Schlegel, MME, Co-Leiterin LTT, Berner Bildungszentrum Pflege, Bern.
Prof. Dr. David Schwappach, MPH, Professor für Patientensicherheit, Institut für Sozial- und Präventivmedizin, Universität Bern.
Alica Steenken, B. Sc. Pflege, Pflegeexpertin, Klinikum Oldenburg.
Uwe Weber, MME, Co-Leiter Medienpädagogik und Bibliothek, Berner Bildungszentrum Pflege, Bern.

Susanne Karner/Francesca Warnecke

Simulatives Lernen im Room of Horrors

Praxisbuch mit Fallbeispielen für die generalistische Pflegeausbildung

Verlag W. Kohlhammer

Dieses Werk einschließlich aller seiner Teile ist urheberrechtlich geschützt. Jede Verwendung außerhalb der engen Grenzen des Urheberrechts ist ohne Zustimmung des Verlags unzulässig und strafbar. Das gilt insbesondere für Vervielfältigungen, Übersetzungen, Mikroverfilmungen und für die Einspeicherung und Verarbeitung in elektronischen Systemen.

Pharmakologische Daten verändern sich ständig. Verlag und Autoren tragen dafür Sorge, dass alle gemachten Angaben dem derzeitigen Wissensstand entsprechen. Eine Haftung hierfür kann jedoch nicht übernommen werden. Es empfiehlt sich, die Angaben anhand des Beipackzettels und der entsprechenden Fachinformationen zu überprüfen. Aufgrund der Auswahl häufig angewendeter Arzneimittel besteht kein Anspruch auf Vollständigkeit.

Die Wiedergabe von Warenbezeichnungen, Handelsnamen und sonstigen Kennzeichen in diesem Buch berechtigt nicht zu der Annahme, dass diese von jedermann frei benutzt werden dürfen. Vielmehr kann es sich auch dann um eingetragene Warenzeichen oder sonstige geschützte Kennzeichen handeln, wenn sie nicht eigens als solche gekennzeichnet sind.

Es konnten nicht alle Rechtsinhaber von Abbildungen ermittelt werden. Sollte dem Verlag gegenüber der Nachweis der Rechtsinhaberschaft geführt werden, wird das branchenübliche Honorar nachträglich gezahlt.

Dieses Werk enthält Hinweise/Links zu externen Websites Dritter, auf deren Inhalt der Verlag keinen Einfluss hat und die der Haftung der jeweiligen Seitenanbieter oder -betreiber unterliegen. Zum Zeitpunkt der Verlinkung wurden die externen Websites auf mögliche Rechtsverstöße überprüft und dabei keine Rechtsverletzung festgestellt. Ohne konkrete Hinweise auf eine solche Rechtsverletzung ist eine permanente inhaltliche Kontrolle der verlinkten Seiten nicht zumutbar. Sollten jedoch Rechtsverletzungen bekannt werden, werden die betroffenen externen Links soweit möglich unverzüglich entfernt.

1. Auflage 2023

Alle Rechte vorbehalten
© W. Kohlhammer GmbH, Stuttgart
Gesamtherstellung: W. Kohlhammer GmbH, Stuttgart

Print:
ISBN 978-3-17-042851-5

E-Book-Formate:
pdf: ISBN 978-3-17-042852-2
epub: ISBN 978-3-17-042853-9

Unser Dank

Ein herzlicher Dank geht an alle diejenigen, die uns unterstützt haben:

- *Haus Hasch*
  Geschäftsführerin und Einrichtungsleitung Ricarda Hasch, Pflegedienstleitung Martina Bollmann und Feline Döhrmann für den fachlichen Austausch für die Fallbeispiele in der gerontopsychiatrischen Pflege
- *Institut Fortbildungvorort*
  Margarete Stöcker, Fachbuchautorin und Referentin, für die Unterstützung und den fachlichen Austausch bei den Fallbeispielen der Psychiatrie und in der gerontopsychiatrischen Pflege
- *Pädagogische Hochschule St. Gallen*
  Angela Jochum, wissenschaftliche Mitarbeiterin, für ihre Ideen in der Konzeption des Buches
- *Kinder- und Jugendkrankenhaus auf der Bult, Hannover*
  Pflegedirektion Sebastian Beitzel und den Praxisanleiterinnen Sabrina Peters und Christiane Bigos für die Unterstützung und den fachlichen Austausch bei den Fallbeispielen in der Pädiatrie
- *Klinikum Darmstadt GmbH*
  Team der Ausbildungskoordination für ihr Engagement und ihre Mitarbeit in der Entwicklung und Implementierung des Konzeptes Room of Horrors in der generalistischen Ausbildung
- *Pflegepraxiszentrum Hannover*
  Dr. Regina Schmeer, Hannah van Eickels und Michael Weiß für die Unterstützung und die Simulation eines Fallbeispiels mit neuen Technologien in der Pflege für den Room of Horrors
- *Klinik für Psychiatrie und Psychotherapie, Universität Ulm, Weissenau*
  Julia Sonntag, Advanced Practice Nurse MScN, Gesundheits- und Krankenpflegerin B. A., für die Unterstützung und den fachlichen Austausch bei den Fallbeispielen in der Psychiatrie
- *Seniorenpflegeheim Lindenriek Wöhler GmbH*
  Geschäftsführer, Pflegedienstleitung und Vorstand der Landesgruppe des Bundesverbands privater Anbieter sozialer Dienste e. V. (bpa) in Niedersachen, Lars Wöhler, für die Unterstützung und den fachlichen Austausch bei den Fallbeispielen in der stationären Langzeitpflege

- *TEXIBLE Wisbi®*
  Kathrin Fröis, Sales Smart Textiles, für die Unterstützung und den fachlichen Austausch über die neuen Technologien in der Pflege, im Speziellen die TEXIBLE Wisbi® im Fallbeispiel zum Kapitel »Neue Technologien in der Pflege« (▶ Kap. 4.1)

Inhalt

Unser Dank			5
Einführung			9
1	**Theoretischer Teil**		**13**
	1.1	Generalistische Ausbildung	13
		1.1.1 Kompetenzbereiche und Kompetenzschwerpunkte	15
		1.1.2 Umsetzung der praktischen Ausbildung	18
		1.1.3 Lernen in der Praxis	19
	1.2	Simulatives Lernen	20
	1.3	Patientensicherheit fördern im »Room of Horrors« *David Schwappach*	25
2	**Umsetzung des Konzeptes Room of Horrors in der generalistischen Ausbildung**		**32**
	2.1	Fallbeispiele für die Stationäre Akutpflege *Sandra Bathon*	35
		2.1.1 Fallbeispiel 1	35
		2.1.2 Fallbeispiel 2	38
		2.1.3 Fallbeispiel 3	42
		2.1.4 Fallbeispiel 4	46
	2.2	Fallbeispiele für die Stationäre Langzeitpflege	52
		2.2.1 Fallbeispiel 1	52
		2.2.2 Fallbeispiel 2	54
		2.2.3 Fallbeispiel 3	57
		2.2.4 Fallbeispiel 4	60
	2.3	Fallbeispiele für die Ambulante Pflege	64
		2.3.1 Fallbeispiel 1	64
		2.3.2 Fallbeispiel 2	67
		2.3.3 Fallbeispiel 3	70
		2.3.4 Fallbeispiel 4	73
		2.3.5 Fallbeispiel 5	78
	2.4	Fallbeispiele für die Pädiatrie	82
		2.4.1 Fallbeispiel 1	82
		2.4.2 Fallbeispiel 2	85
		2.4.3 Fallbeispiel 3	88

	2.4.4	Fallbeispiel 4	91
	2.4.5	Fallbeispiel 5	95
2.5	Fallbeispiele für die Gerontopsychiatrische Pflege		98
	2.5.1	Fallbeispiel 1	98
	2.5.2	Fallbeispiel 2	101
	2.5.3	Fallbeispiel 3	105
	2.5.4	Fallbeispiel 4	108
2.6	Fallbeispiele für die Allgemeine Psychiatrische Pflege (Akut-Psychiatrie)		111
	2.6.1	Fallbeispiel 1	111
	2.6.2	Fallbeispiel 2	114
	2.6.3	Fallbeispiel 3	118
	2.6.4	Fallbeispiel 4	121

3 Praxiserfahrung mit dem Room of Horrors ... 125

3.1	Raum des Schreckens – Gefahren und Risiken im Patientenzimmer erkennen		125
	Giulia Lara Saxer		
3.2	Raum des Horrors – von der Idee zur Umsetzung		130
	Andrea Käppeli		
3.3	Erfahrungsbericht Room of Horrors auf der Intensivstation		132
	Simone Dieter		
3.4	Meine Erfahrungen als Auszubildende mit dem »Room of Horrors«		137
	Alica Steenken		

4 Rooms of Horrors mit Technologien ... 140

4.1	Neue Technologien in der Pflege – simulatives Lernen im Room of Horrors		140
	4.1.1	Überblick neuer Technologien in der Pflege	140
	4.1.2	Handlungsoptionen neuer Technologien in der Pflege	141
	4.1.3	Einsatz neuer Technologien und Patientensicherheit	142
	4.1.4	Simulatives Lernen mit neuen Technologien im Room of Horrors	143
4.2	Der Room of Horrors, ein spielendes Erlebnis in Virtual Reality		150
	Claudia Schlegel und Uwe Weber		
	4.2.1	In die virtuelle Welt eintauchen	151
	4.2.2	Spielähnliche Elemente hinzufügen	151
	4.2.3	Room of Horrors: virtuell versus vor Ort	154
	4.2.4	Schlussfolgerung	155

5 Anhang ... 157

5.1	Vorlage für den Aufbau eines Fallbeispiels	157
5.2	Vorlage für einen Arbeitsauftrag für Lernende	160

Einführung

Die Thematik Patientensicherheit[1] ist Bestandteil der Rahmenpläne der generalistischen Pflegeausbildung. Im Rahmenausbildungsplan im Kompetenzbereich »Pflegeprozess und Pflegediagnostik in akuten und dauerhaften Pflegesituationen« heißt es dazu beispielsweise: »Typische Risiken für die Sicherheit der zu pflegenden Menschen im jeweiligen Einsatzbereich erkennen und [...] besprechen« (Fachkommission nach § 53 PflBG, 2020, S. 203). Wie können nun Lernangebote und angemessene Lernsituationen geschaffen werden, um das Curriculum umzusetzen und Lernende für patientensicherheitsrelevante Themen zu sensibilisieren und das Erkennen und den Umgang mit Sicherheitsrisiken zu trainieren?

Die Rahmenpläne enthalten zahlreiche Anregungen zur Gestaltung von Lernangeboten bzw. Lernsituationen. Bei der Entwicklung von Lernangeboten liegt der Fokus stets auf der Entwicklung und Förderung der beruflichen Handlungskompetenz durch das Verknüpfen von theoretischem Wissen und praktischer Umsetzung (Jürgensen & Dauer, 2021, S. 41 f.). Eine Option ist das simulative Lernen als eine Variante des arbeitsorientierten Lernens (Fachkommission nach § 53 PflBG, 2020). Beim simulativen Lernen werden nachgestellte Situationen als Lernanlass genutzt und als ein Feld zur Exploration den Lernenden angeboten. Lernende können dabei ihre Kompetenzen trainieren, Lernerfahrungen machen und erste eigene Handlungsoptionen ausprobieren (Fachkommission nach § 53 PflBG, 2020, S. 37). Ein Vorteil des simulativen Lernens besteht darin, in einem geschützten Umfeld zu agieren, ohne dass ein zu pflegender Mensch Schaden nimmt. Weiterhin ist ein Vorteil, dass Lernsituationen entsprechend den Kompetenzanforderungen des Curriculums kreiert werden können und dabei auch der Lern- und Entwicklungsstand der Lernenden Berücksichtigung findet.

Simulationsübungen können sowohl am theoretischen Lernort als auch am Praxisort – je nach Setting in einem Patienten- bzw. Bewohnerzimmer oder einem Skillslab bzw. Labor – durchgeführt werden (Fachkommission nach § 53 PflBG, 2020, S. 16). Möglich ist dabei sowohl der Einsatz von Puppen oder Schauspielpatienten, sodass Lernende in die Rolle des zu pflegenden Menschen, der Pflegenden oder auch der Angehörigen schlüpfen können.

Nach Jürgensen und Dauer (2021, S. 41 f.) ermöglicht simulatives Lernen das exemplarische Üben zur Vorbereitung auf die Berufspraxis. Nach SimNAT Pflege (o. J.) ist für den Lernerfolg eine sichere, geschützte und emotional positive Lern-

---

1 Zugunsten einer lesefreundlichen Darstellung wird in diesem Text bei personenbezogenen Bezeichnungen in der Regel die männliche Form verwendet. Diese schließt, wo nicht anders angegeben, alle Geschlechtsformen ein (weiblich, männlich, divers).

umgebung essentiell. Durch simulatives Lernen können zudem interprofessionelles Lernen sowie die gemeinsame Reflexion gefördert werden (SimNAT Pflege, o. J.).

Beim Room of Horrors handelt es sich um ein Konzept, bei dem es darum geht, mittels simulierter Situationen auf sicherheitsrelevante Themen zu sensibilisieren und somit den Umgang mit Risiken und Gefahren in Situationen zu trainieren. Mit dem Room of Horrors wird ein Raum bezeichnet, in dem eine Situation mit gezielt eingebauten Sicherheitsrisiken bzw. Gefahren simuliert ist (Zimmermann & Schwappach, 2019). Es geht darum, diese Sicherheitsrisiken aufzuspüren und im Rahmen eines Briefings in der Gruppe zu thematisieren und zu reflektieren und das Bewusstsein hinsichtlich Patientensicherheit zu schärfen (Löber et al., 2020; Löber et al. (2020, S. 109 f.) bewerten den Room of Horrors als innovativen, praxisnahen und pragmatischen Simulationsansatz, um u. a. auch in (interdisziplinären) Teams für Sicherheitsrisiken zu sensibilisieren. Als weiteren Vorteil nennen Löber et al. (2020) die flexible Anpassung an unterschiedliche Lernziele und Settings sowie berufsbezogene Themen.

Zwischenzeitlich findet das Konzept Room of Horrors – nicht zuletzt aufgrund der niederschwelligen Umsetzung und positiven Resonanz – nicht nur Anwendung im pflegerischen Kontext, sondern auch in anderen Settings, wie z. B. einer Hausarztpraxis (Gehring et al., 2021) und zukünftig auch, laut Ankündigung der Patientensicherheit Schweiz, in Apotheken.

Erste Erfahrungen mit dem Konzept Room of Horrors in der Pflegeausbildung berichten Karner und Bathon (2021). Im Rahmen der Entwicklung eines praktischen Ausbildungsplans wurden Lernangebote mit Situationen zur Simulation von Sicherheitsrisiken entwickelt, umgesetzt und evaluiert. Die Umsetzung erfolgte systematisch mit einer Vorbereitung (Briefing), der Durchführung der Simulation und der abschließenden Nachbereitung (Debriefing). Die Evaluation zeigte eine hohe Akzeptanz bei den Lernenden. Das Lernen im Room of Horrors schätzten sie als lehrreich und relevant ein, um Gefahren und Risiken im Pflegealltag zu bemerken und den Rundumblick zu schulen. Zudem berichten die Lernenden, dass Lernen auf diese Weise Spaß macht (Karner & Bathon, 2021). Aus Sicht der Praxisanleitenden (im Folgenden auch Lernbegleiter) zeigte sich zudem der Mehrwert des Voneinander Lernens in den Debriefings.

Zielsetzung und Aufbau des Buches

Das Buch richtet sich an Praxisanleitende und Lernbegleitungen in der generalistischen Pflegeausbildung, die simulatives Lernen mittels des Konzepts Room of Horrors umsetzen möchten. Der Fokus richtet sich dabei auf die Sensibilisierung auf sicherheitsrelevante Themen, die Schaffung von Lernsituationen, in denen Lernende Gefahren und Risiken in alltäglichen und komplexen Pflegesituationen erkennen, und die Ableitung geeigneter Handlungsstrategien. Das Herzstück dieses Buches sind die konkreten Anwendungsbeispiele und Vorlagen zur Umsetzung des Konzeptes Room of Horrors für die praktische Ausbildung.

Das vorliegende Lehrbuch ist in vier Kapitel aufgebaut. Das Kapitel 1 bietet den theoretischen Hintergrund zur generalistischen Pflegeausbildung, zum simulativen

Lernansatz und einen Exkurs zur Thematik Patientensicherheit im Kontext des Konzeptes Room of Horrors (▶ Kap. 1). Das Kapitel 2 beinhaltet Fallbeispiele zur Umsetzung des Konzeptes für das erste, zweite und dritte Ausbildungsdrittel in den Settings der Akutpflege, der Ambulanten Pflege, der Langzeitpflege sowie im pädiatrischen, gerontopsychiatrischen und allgemein psychiatrischen Setting (▶ Kap. 2).

In Kapitel 3 sind vier Praxisbeispiele aus organisationaler Sicht und aus der Perspektive einer Lernbegleitung und einer Lernenden präsentiert (▶ Kap. 3). Das abschließende 4. Kapitel widmet sich der Umsetzung des Konzeptes Room of Horrors im Kontext von technischen und digitalen Hilfsmitteln sowie im Kontext von virtueller Realität (▶ Kap. 4).

Literatur

Bauer, H.G., Brater, M., Büchele, U. et al. (2010). *Lern(prozess)begleitung in der Ausbildung. Wie man Lernende begleiten und Lernprozesse gestalten kann. Ein Handbuch*. 3., aktualisierte Aufl. Bielefeld: Bertelsmann (Beiträge zu Arbeit – Lernen – Persönlichkeitsentwicklung, Bd. 3).

Fachkommission nach § 53 Pflegeberufegesetz (2020). *Rahmenpläne der Fachkommission nach § 53 PflBG. Rahmenlehrpläne für den theoretischen und praktischen Unterricht. Rahmenausbildungspläne für die praktische Ausbildung*. 2., überarbeitete Aufl. Hrsg. v. Bundesinstitut für Berufsbildung, Bonn. Zugriff am 31.10.2022 unter: https://www.bibb.de/dienst/veroeffentlichungen/de/publication/show/16560

Gehring, K., Niederhauser, A., Schwappach, D. (2021). *Interaktives Lernen im Room of Horrors. Manual für Hausarzt- und Kinderarztpraxen*. Stiftung für Patientensicherheit Schweiz, Zürich. Zugriff am 28.11.2022 unter: https://www.patientensicherheit.ch/fileadmin/user_upload/2_Forschung_und_Entwicklung/Room_of_Horrors/Neu_2021/Room_of_Horrors_Manual_Arztpraxis_D_20211031.pdf

Jürgensen, A. & Dauer, B. (2021). *Handreichung für die Pflegeausbildung am Lernort Praxis*. Bonn: Bundesinstitut für Berufsbildung (Pflegeausbildung gestalten). Zugriff am 01.11.2022 unter: https://www.bibb.de/dienst/veroeffentlichungen/de/publication/show/17175

Karner, S. & Bathon, S. (2021). *Interaktiv Lernen im Room of Horrors*. Die Schwester | Der Pfleger, 11, 66–69.

Löber, N., Garske, C., Rohe, J. (2020). *Room of horrors – ein low-fidelity Simulationstraining für patientensicherheitsrelevante Gefährdungspotentiale im Klinikalltag*. Zeitschrift für Evidenz, Fortbildung und Qualität im Gesundheitswesen, Vol. 153–154, 104–110.

Simulations-Netzwerk Ausbildung und Training in der Pflege (SimNAT Pflege) (o.J.). *Leitlinie Simulation als Lehr-Lernmethode*. Zugriff am 03.11.2022 unter: https://www.simnat-pflege.net/download-file?file_id=110&file_code=2437e8102a

Zimmermann, C. & Schwappach, D. (2019). *Interaktives Lernen im Room of Horrors. Manual für Spitäler*. Stiftung für Patientensicherheit Schweiz, Zürich. Zugriff am 29.11.2022 unter: https://www.patientensicherheit.ch/fileadmin/user_upload/2_Forschung_und_Entwicklung/Room_of_Horrors/Neu_2021/Room_of_Horrors_Manual_Spit_ler_D_V2.pdf

1 Theoretischer Teil

1.1 Generalistische Ausbildung

Mit dem Pflegeberufsgesetz wurde zum 1. Januar 2020 ein Paradigmenwechsel eingeleitet. Von da an sind die Ausbildungen der Altenpflege, Gesundheits- und (Kinder-)Krankenpflege zu einer Ausbildung mit dem einheitlichen Abschluss zur Pflegefachfrau und zum Pflegefachmann zusammengefasst. Zudem wurden erstmals Vorbehaltsaufgaben für staatlich geprüfte Pflegefachpersonen definiert. Gemäß § 4 Pflegeberufegesetz (PflBG) zählen

- die Erhebung und Feststellung des individuellen Pflegebedarfs,
- die Organisation, Gestaltung und Steuerung des Pflegeprozesses sowie
- die Analyse, Evaluation, Sicherung und Entwicklung der Qualität der Pflege

zu den Vorbehaltsaufgaben von Pflegefachpersonen. Die vorbehaltenen Tätigkeiten entsprechen den Phasen des Pflegeprozesses.

§ 5 PflBG definiert das Ausbildungsziel für Pflegefachpersonen, demnach vermittelt die Ausbildung zum Pflegefachmann bzw. zur Pflegefachfrau

> »[…] die für die selbstständige, umfassende und prozessorientierte Pflege von Menschen aller Altersstufen in akut und dauerhaft stationären sowie ambulanten Pflegesituationen erforderlichen fachlichen und personalen Kompetenzen einschließlich der zugrunde liegenden methodischen, sozialen, interkulturellen und kommunikativen Kompetenzen und der zugrunde liegenden Lernkompetenzen sowie der Fähigkeit zum Wissenstransfer und zur Selbstreflexion.« (§ 5, Abs. 1 PflBG)

Demzufolge soll die generalistische Pflegeausbildung zur Pflege von Menschen jeden Alters in stationären als auch ambulanten Versorgungssettings befähigen. Die Einführung der generalistischen Ausbildung und die Definition von vorbehaltenen Tätigkeiten für Pflegefachpersonen bieten eine wichtige Grundlage für die Entwicklung eines professionellen Pflegeverständnisses und somit für die Aufwertung des Pflegeberufs.

Die Ausbildungsdauer zur Pflegefachperson beträgt in Vollzeit drei Jahre und in Teilzeit fünf Jahre. Die Ausbildung beinhaltet einen theoretischen und einen praktischen Teil, wobei der Theorieteil 2.100 Stunden und die praktische Ausbildung 2.500 Stunden umfasst.

Die praktische Ausbildung ist in Ausbildungsdrittel gegliedert. Ein Ausbildungsjahr stellt jeweils ein Drittel dar. Der Orientierungseinsatz und die Pflichteinsätze sind Bestandteile des ersten und zweiten Ausbildungsdrittels. Diese Einsätze finden in den drei Versorgungsbereichen Akutpflege, stationäre Langzeitpflege und ambulante Pflege statt. Infrage dafür kommen gemäß § 7 PflBG zugelassene Einrichtungen.

Im zweiten Ausbildungsdrittel ist neben den Pflichteinsätzen in den drei Versorgungsbereichen ein pädiatrischer Einsatz vorgesehen. Bestandteil für das dritte Ausbildungsdrittel ist ein Pflichteinsatz je nach Schwerpunkt in der psychiatrischen Versorgung, der Kinder- und jugendpsychiatrischen Versorgung und der gerontopsychiatrischen Versorgung. Zudem ist ein Vertiefungseinsatz im Bereich der Pflichteinsätze vorgesehen. Darüber hinaus besteht im letzten Ausbildungsdrittel die Möglichkeit eines Wahleinsatzes.

Laut Pflegeberufe-Ausbildungs- und -Prüfungsverordnung (PflAPrV, siehe Anlage 7) ist folgende Stundenverteilung im Rahmen der praktischen Ausbildung vorgesehen (▶ Tab. 1). Der Orientierungseinsatz, ein Pflichteinsatz und der Vertiefungseinsatz finden beim Träger der praktischen Ausbildung statt. Diese Einsätze stellen mit 1.300 Praxisstunden den überwiegenden Teil der Ausbildung dar.

Tab. 1: Einsätze und Stundenverteilung in der praktischen Ausbildung (vgl. PflAPrV, Anlage 7)

	Einsätze	Stunden
Erstes und zweites Ausbildungsdrittel	Orientierungseinsatz	400
	Pflichteinsatz Stationäre Akutpflege	400
	Pflichteinsatz Stationäre Langzeitpflege	400
	Pflichteinsatz Ambulante Akut-/Langzeitpflege	400
	Pflichteinsatz Pädiatrische Versorgung	400
	Summe erstes und zweites Ausbildungsdrittel	**1.720**
Drittes Ausbildungsdrittel	Pflichteinsatz in der psychiatrischen Versorgung	120
	Vertiefungseinsatz im Bereich eines Pflichteinsatzes	500
	Einsätze zur freien Verteilung	160
	Summe drittes Ausbildungsdrittel	**780**
	Gesamtsumme	**2.500**

Das PflBG regelt zudem die Aufgaben von Pflegeschule und Ausbildungsträger der praktischen Ausbildung. Als Träger der praktischen Ausbildung kommen Einrichtungen infrage, die entweder eine eigene Pflegeschule haben oder mit einer Pflegeschule kooperieren. Gemäß § 8 hat der Träger der praktischen Ausbildung die Verantwortung für die Durchführung und Organisation der praktischen Ausbildung und ist zur Vorlage eines betrieblichen Ausbildungsplans verpflichtet.

Der Ausbildungsplan ist zeitlich und inhaltlich so gestaltet, dass das Ausbildungsziel in der vorgesehenen Zeit erreicht werden kann. Zudem ist der Träger der praktischen Ausbildung dafür verantwortlich, dass die Einsätze in den beteiligten

Einrichtungen durchgeführt werden. Es besteht jedoch die Möglichkeit, dass bei Trägeridentität oder Übertragung der Aufgaben die Pflegeschule die Aufgaben des Trägers der praktischen Ausbildung wahrnimmt (§ 8 PflBG).

> **Merke**
>
> Die Pflegeschule hat die Aufgabe den betrieblichen Ausbildungsplan zu prüfen. Dabei geht es darum, ob dieser die Anforderungen gemäß den Curricula der Lernorte Schule und Praxis beinhaltet (§ 10 PflBG). Damit soll eine enge Verzahnung der jeweils vermittelten Inhalte an den beiden Lernorten sichergestellt werden.

Zur Entwicklung einrichtungsspezifischer Ausbildungspläne stehen auf Bundesebene Rahmenpläne zur Verfügung (§ 53 PflBG). Diese dienen als Empfehlung für die Durchführung des Unterrichts und der praktischen Ausbildung. Entwickelt werden sie von einer Fachkommission, die sich aus Experten und Expertinnen mit pflegefachlichem, pflegepädagogischem und pflegewissenschaftlichem Wissen zusammensetzt. Die Fachkommission hat die Aufgabe, die Rahmenpläne mindestens alle fünf Jahre oder falls notwendig zu überarbeiten. Die Rahmenpläne nach § 53 bieten somit eine Basis zur Entwicklung einrichtungsspezifischer Curricula für die Lernorte Schule und Praxis. Grundlage für die Rahmenpläne bildet das Ausbildungsziel und die zu vermittelnden Inhalte. Die Aufgabenstellungen sind so konzipiert, dass sie stets den vollständigen Pflegeprozess abbilden. Den Rahmenlehrplänen liegen folgende zentrale Prinzipien zugrunde: (Fachkommission nach § 53 PflBG, 2020, S. 11–13)

- Ausrichtung auf den Erwerb und die Entwicklung von Kompetenzen. Das Lernen orientiert sich an den individuellen Lebenssituationen sowie an unterschiedlichen und komplexen Pflegesituationen.
- Ausrichtung auf die Prozessverantwortung. Der Fokus liegt auf der Verantwortungsübernahme eines selbstständigen bzw. interdisziplinären Verantwortungs- und Aufgabenbereichs.
- Ausrichtung auf Pflegesituationen von Menschen aller Altersstufen und in unterschiedlichen Lebenssituationen sowie in verschiedenen Versorgungssettings.
- Ausrichtung auf der systematischen Steigerung der Komplexität der Situationen sowie des Kompetenzniveaus.

1.1.1 Kompetenzbereiche und Kompetenzschwerpunkte

Zentral ist die Strukturierung anhand der Kompetenzbereiche und der Kompetenzschwerpunkte. Bei der Festlegung der Kompetenzbereiche orientierte sich die Fachkommission an dem ökologischen Ansatz von Bronfenbrenner (1981) und ordnet die Kompetenzen der Mikro-, der Meso- und der Makroebene zu (Fachkommission nach § 53 PflBG, 2020, S. 17).

Die ersten beiden Kompetenzbereiche betreffen direkt die Versorgung von zu pflegenden Menschen. Der dritte Kompetenzbereich zielt auf die interdisziplinäre Zusammenarbeit, die Kompetenzbereiche vier und fünf beinhalten die rechtlichen und wirtschaftlichen Grundlagen der pflegerischen Versorgung.

- Mikroebene: Kompetenzbereiche I und II: direkte Versorgung von zu pflegenden Menschen
- Mesoebene: Kompetenzbereich III: intra- und interprofessionelle Zusammenarbeit und Schnittstellenmanagement
- Makroebene: Kompetenzbereiche IV und V: wissenschaftliche, ethische, rechtliche, ökologische und ökonomische Begründung und Rahmung pflegerischen Handelns.

Gemäß dem Ansatz des Kompetenzerwerbs auf der Mikro-, Meso- und der Makroebene sind in den Rahmenplänen fünf Kompetenzbereiche und sechszehn Kompetenzschwerpunkte vorgesehen (▶ Tab. 2).

Tab. 2: Kompetenzbereiche und Kompetenzschwerpunkte (nach Anlage 2, Pflegeberufe-Ausbildungs- und -Prüfungsverordnung (PflAPrV))

Kompetenzbereiche	Kompetenzschwerpunkte
I Pflegeprozess: »Pflegeprozesse und Pflegediagnostik in akuten und dauerhaften Pflegesituationen verantwortlich planen, organisieren, gestalten, durchführen, steuern und evaluieren.«	»Die Pflege von Menschen aller Altersstufen verantwortlich planen, organisieren, gestalten, durchführen, steuern und evaluieren.«
	»Pflegeprozesse und Pflegediagnostik bei Menschen aller Altersstufen mit gesundheitlichen Problemlagen planen, organisieren, gestalten, durchführen, steuern und evaluieren unter dem besonderen Fokus von Gesundheitsförderung und Prävention.«
	»Pflegeprozesse und Pflegediagnostik von Menschen aller Altersstufen in hoch belasteten und kritischen Lebenssituationen verantwortlich planen, organisieren, gestalten, durchführen, steuern und evaluieren.«
	»In lebensbedrohlichen sowie in Krisen- oder Katastrophensituationen zielgerichtet handeln.«
	»Menschen aller Altersstufen bei der Lebensgestaltung unterstützen, begleiten und beraten.«
	»Entwicklung und Autonomie in der Lebensspanne fördern.«
II Kommunikation: »Kommunikation und Beratung personen- und situationsorientiert gestalten.«	»Kommunikation und Interaktion mit Menschen aller Altersstufen und ihren Bezugspersonen personen- und situationsbezogen gestalten und eine angemessene Information sicherstellen.«
	»Information, Schulung und Beratung bei Menschen aller Altersstufen verantwortlich organisieren, gestalten, steuern und evaluieren.«
	»Ethisch reflektiert handeln.«

Tab. 2: Kompetenzbereiche und Kompetenzschwerpunkte (nach Anlage 2, Pflegeberufe-Ausbildungs- und -Prüfungsverordnung (PflAPrV)) – Fortsetzung

Kompetenzbereiche	Kompetenzschwerpunkte
III Zusammenarbeit: »Intra- und interprofessionelles Handeln in unterschiedlichen systemischen Kontexten verantwortlich gestalten und mitgestalten.«	»Verantwortung in der Organisation des qualifikationsheterogenen Pflegeteams übernehmen.«
	»Ärztliche Anordnungen im Pflegekontext eigenständig durchführen.«
	»In interdisziplinären Teams an der Versorgung und Behandlung von Menschen aller Altersstufen mitwirken und Kontinuität an Schnittstellen sichern.«
IV Rechtliche Grundlagen: »Das eigene Handeln auf der Grundlage von Gesetzen, Verordnungen und ethischen Leitlinien reflektieren und begründen.«	»Die Qualität der pflegerischen Leistungen und der Versorgung in den verschiedenen Institutionen sicherstellen.«
	»Versorgungskontexte und Systemzusammenhänge im Pflegehandeln berücksichtigen und dabei ökonomische und ökologische Prinzipien beachten.«
V Wissenschaftliche Grundlagen: »Das eigene Handeln auf der Grundlage von wissenschaftlichen Erkenntnissen und berufsethischen Werthaltungen und Einstellungen reflektieren und begründen.«	»Pflegehandeln an aktuellen wissenschaftlichen Erkenntnissen, insbesondere an pflegewissenschaftlichen Forschungsergebnissen, Theorien und Modellen ausrichten.«
	»Verantwortung für die Entwicklung (lebenslanges Lernen) der eigenen Persönlichkeit sowie das berufliche Selbstverständnis übernehmen.«

Ein weiteres Charakteristikum der Rahmenpläne ist das Konzept der Kompetenzniveaus. Damit ist eine Kompetenzentwicklung durch Steigerung der situativen Anforderungen über die drei Ausbildungsdrittel in den Handlungsanlässen intendiert. Mit den Erfahrungen der Lernenden steigt auch die Komplexität der Aufgaben und Anforderungen. Das bedeutet, dass im Laufe der Ausbildung zu Pflegende mit immer höherer Pflegebedürftigkeit versorgt werden. Die Lernenden werden sukzessive an die Versorgung von zu pflegenden Menschen mit zunehmenden psychischen und physischen gesundheitlichen Anforderungen herangeführt. Folgender Abschnitt zeigt die Kompetenzentwicklung durch Steigerung der situativen Anforderungen in den Handlungsanlässen (Fachkommission nach § 53 PflBG, 2020, S. 19).

Im ersten Ausbildungsdrittel liegt der Fokus auf Menschen mit einem geringen Grad an Pflegebedürftigkeit und einem hohen Grad eigener zur Verfügung stehender Ressourcen. Für die Lernenden sollten Lernsituationen gewählt werden, in denen die zu Pflegenden nur selten psychische Auffälligkeiten zeigen, d.h. Versorgungssituationen von Patienten/Klienten bzw. Bewohnern mit geringem Komplikationsrisiko. Weiterhin ist darauf zu achten, Lernsituationen zu wählen, in denen zunächst nur der zu pflegende Mensch im Fokus steht.

Im zweiten Ausbildungsdrittel nimmt die Anforderung an die Versorgungskomplexität zu. Lernende sollen dann Einblick in Lernsituationen bei Patienten/Klienten bzw. Bewohnern mit einem mittelmäßigen Grad an Pflegebedürftigkeit haben bzw. die in ihrer Selbstständigkeit stark beeinträchtigt sind. Auch sind Versorgungssituationen bei zu Pflegenden mit psychischen Problemen sowie einer gesundheitlichen Instabilität vorgesehen. Im Vergleich zum ersten Ausbildungsjahr erweitert sich der Fokus vom Einzelnen im zweiten Ausbildungsjahr auf die Familie.

Im Sinne der Komplexitätssteigerung werden die Lernenden im dritten Ausbildungsdrittel an zu pflegende Menschen mit einem hohen Grad an Pflegebedürftigkeit bzw. schwerster Beeinträchtigung in der Selbstständigkeit herangeführt. Im Fokus stehen vulnerable Patienten, Klienten bzw. Bewohner mit geringem Grad eigener Ressourcen, starken psychischen Verhaltensweisen und gesundheitlichen Komplikationsrisiken. Die Perspektive erweitert sich um den zu pflegenden Menschen im Kontext der Gruppen, z. B. seiner Familie oder seinem sozialen Netzwerk.

1.1.2 Umsetzung der praktischen Ausbildung

Die Durchführung und Organisation der praktischen Ausbildung obliegt dem Träger der praktischen Ausbildung. Einrichtungen der praktischen Ausbildung stellen Praxisanleitung im gesetzlichen Rahmen von mindestens 10 % der zu leistenden praktischen Ausbildungszeit sicher (§ 4 PflAPrV). Die Befähigung zum Praxisanleiter kann durch eine berufspädagogische Weiterbildung von 300 Stunden erlangt werden. Weiterhin ist eine Berufserfahrung von einem Jahr und ein jährlicher Nachweis von insgesamt 24 Stunden berufspädagogischer Fortbildung notwendig. Die Aufgabe der Praxisanleitung besteht darin, Lernende schrittweise an die beruflichen Aufgaben eines Pflegefachmanns bzw. einer Pflegefachfrau heranzuführen und die im Unterricht und in der praktischen Ausbildung erworbenen Kompetenzen aufeinander zu beziehen, sie miteinander zu verbinden und sie weiterzuentwickeln (§ 3 PflAPrV).

Bohrer und Walter (2020, S. 15–16) teilen die Aufgaben von Praxisanleitenden im Rahmen der generalistischen Pflegeausbildung in folgende vier Bereiche ein. Dazu zählen:

1. didaktisch geplante Praxisanleitung,
2. Lernen und Anleiten im Arbeitsprozess,
3. Ausbildungsorganisation, Konzeptentwicklung und Lernortkooperation sowie
4. pädagogische Fort- und Weiterbildung.

Didaktisch geplante bzw. strukturierte Praxisanleitung umfasst die Planung, Durchführung, Evaluation und Reflexion von strukturierten Anleitungen, das Führen von Erst-, Zwischen- und Abschlussgesprächen, die Einschätzung von Lernstand bzw. Lernerfolg, die Unterstützung beim Ausfüllen des Ausbildungsnachweises und ggf. das Führen eines Lerntagebuchs. Es kommen vielfältige Methoden zum Einsatz, z. B.

Bearbeitung von Arbeits- und Lernaufgaben, Wochenthemen, praktische Übungen, Lerntandems, Gruppenanleitungen etc.

Ein weiterer Aufgabenbereich umfasst das *Lernen und Anleiten im Arbeitsprozess* durch Fragen stellen, Beobachtungen, Feedbacks, Einbinden von Kollegen und Unterstützung bei Lernaufgaben.

Zum dritten Aufgabenbereich von Praxisanleitenden zählen die *Ausbildungsorganisation, Konzeptentwicklung und Lernortkooperation*. Dies beinhaltet u. a. die Planung der Praxisanleitungsstunden, Dokumentation von Fehlzeiten, Noten und Leistungsbeurteilungen, Entwicklung eines Ausbildungskonzepts, Entwicklung eines betrieblichen Ausbildungsplans, Praxisaufgaben sowie den Austausch mit der Pflegeschule und Kooperationspartnern.

Der vierte Aufgabenbereich umfasst die jährlichen verpflichtenden *pädagogischen Fort- und Weiterbildungen* im Umfang von 24 Stunden sowie pädagogische Fallarbeit.

1.1.3 Lernen in der Praxis

Was Praxisanleitung und somit Lernen im Arbeitskontext angeht, werden drei Formen des arbeitsbezogenen Lernens unterschieden (Fachkommission nach § 53 PflBG, 2020, S. 44 ff.). Dazu zählen:

1. arbeitsgebundenes,
2. arbeitsverbundenes und
3. arbeitsorientiertes Lernen.

Die Rahmenlehrpläne enthalten zur Umsetzung des arbeitsbezogenen Lernens entsprechend den Inhalten jeweils Bespiele (Fachkommission nach § 53 PflBG, 2020, S. 44 ff.).

Das arbeitsgebundene Lernen findet während des beruflichen Alltags statt, d. h. der Arbeits- und Ausbildungsort sind identisch. Lernen findet durch Beobachten von Berufskollegen bei ihren Handlungen, gemeinsamen Ausführungen von Tätigkeiten und anschließender Reflexion oder eigenständige Durchführung nach gezielter Anleitung mit Reflexion statt. Lernen im Arbeitsalltag ist häufig mit komplexen Anforderungen verbunden und unterliegt einer Dynamik, die nicht immer planbar ist. Lernen findet vor allem informell statt und erfolgt überwiegend durch Erfahrung.

Beim *arbeitsverbundenen* Lernen wird informelles und formelles Lernen verknüpft. Es werden beispielsweise berufstypische Lernangebote mit Aufgaben in der Praxis bereitgestellt, die wiederum in den theoretischen Lernphasen aufgegriffen werden. Diese Art des Lernens fördert die Reflexion von praktischen Erfahrungen in Verbindung mit theoretischen Konzepten und deren Einordung.

Arbeitsorientiertes Lernen umfasst simulierte Pflegesituationen in einem geschützten Raum, wie z. B. in einem Skills Lab oder einem Lernlabor. Die Situationen können entsprechend des Entwicklungsstandes der Lernenden stattfinden.

Literatur

Ausbildungs- und Prüfungsverordnung für die Pflegeberufe (Pflegeberufe-Ausbildungs- und -Prüfungsverordnung – PflAPrV). Zugriff am 22.11.2022 unter: https://www.gesetze-im-internet.de/pflaprv/BJNR157200018.html

Bohrer, A. & Walter, A. (2020). *Die neue Pflegeausbildung gestalten – eine Handreichung für Praxisanleiterinnen und Praxisanleiter*. Herausgegeben im Rahmen der Projekte NEKSA & CURAP, gefördert durch das Ministerium für Soziales, Gesundheit, Integration und Verbraucherschutz in Brandenburg und die Senatsverwaltung für Gesundheit, Pflege und Gleichstellung in Berlin, Cottbus. Zugriff am 28.11.2022 unter: https://kopa-bb.de/ressourcen/die-neue-pflegeausbildung-gestalten-handreichung-fuer-praxisanleitende/

Fachkommission nach § 53 Pflegeberufegesetz (2020). *Rahmenpläne der Fachkommission nach § 53 PflBG. Rahmenlehrpläne für den theoretischen und praktischen Unterricht. Rahmenausbildungspläne für die praktische Ausbildung*. 2., überarbeitete Aufl. Hrsg. v. Bundesinstitut für Berufsbildung, Bonn. Zugriff am 31.10.2022 unter: https://www.bibb.de/dienst/veroeffentlichungen/de/publication/show/16560

Gesetz über die Pflegeberufe (Pflegeberufegesetz – PflBG). Zugriff am 28.11.2022 unter: https://www.gesetze-im-internet.de/pflbg/BJNR258110017.html

Jürgensen, A. & Dauer, B. (2021). *Handreichung für die Pflegeausbildung am Lernort Praxis*. Bonn: Bundesinstitut für Berufsbildung (Pflegeausbildung gestalten). Zugriff am 01.11.2022 unter: https://www.bibb.de/dienst/veroeffentlichungen/de/publication/show/17175

1.2 Simulatives Lernen

Eine Variante des arbeitsorientierten Lernens ist das simulative Lernen (Jürgensen & Dauer, 2021, S. 28). Es geht dabei darum, in einem geschützten Raum anhand realitätsnaher Situationen Fähigkeiten und Fertigkeiten zu trainieren. Die Lernarrangements können mit Puppen und Schauspielpatienten so gestaltet werden, dass Lernende in die Rolle des zu pflegenden Menschen, der Pflegenden oder auch der Angehörigen schlüpfen. Je nach Lernzielen kann sich der Fokus auf Verhaltensweisen, die Interaktion und Kommunikation richten (Jürgensen & Dauer, 2021, S. 16). Nach Jürgensen und Dauer (2021, S. 41 f.) können durch diese Lernmethode der Wissenstransfer, der Lernstand und der Lernerfolg sichtbar gemacht werden.

Laut Simulations-Netzwerk Ausbildung und Training in der Pflege (SimNAT Pflege, o.J., S. 3) werden mit Simulationen als methodischer Ansatz »[…] Bedingungen geschaffen, um authentische, realitätsnahe Situationen darzustellen, die im realen Leben auftreten können und die evidenzbasierte Praxis widerspiegeln.« Bei der Umsetzung besteht eine Variation an Möglichkeiten, wie z.B. der Einsatz von Simulatoren (auch genannt Manikins) und standardisierten Simulationspatienten. Simulatives Lernen basiert auf der konstruktivistischen Lerntheorie (SimNAT Pflege, o.J., S. 3). Lernen wird demnach als Prozess verstanden, in dem es um das Verstehen von Problemen und Zusammenhängen geht. Das Lernen auf diese Art und Weise ermöglicht die Entwicklung von Wissen, Fertigkeiten und Einstellungen (SimNAT Pflege, o.J., S. 3).

Die International Nursing Association for Clinical Simulation and Learning (INACSL) definiert simulatives Lernen als »[...] eine pädagogische Strategie, bei der Bedingungen geschaffen werden, die authentischen Situationen ähneln. Eine Simulationsübung kann unterschiedliche Anforderungen haben, um die Performance eines Teilnehmenden zu fördern, zu verbessern oder zu validieren.« (frei übersetzt nach INACSL Standards Committee, 2016, S. 44).

In der Pflegeausbildung kann simulatives Lernen wirkungsvoll und vielfältig in folgenden Bereichen eingesetzt werden. Dazu zählen das Trainieren von Entscheidungsfindungen, das Lösen von Problemen, das Priorisieren von Handlungen, das Bewusstwerden und Reflektieren eigner Emotionen sowie der eigenen Einstellung und Haltung, das Trainieren von Interaktion mit anderen sowie das Trainieren seltener Notfallsituationen und lebensbedrohlicher Situationen (Tosterud et al., 2013; Kim et al., 2016).

Zahlreiche Studien bestätigen die positiven Effekte von Lernen durch Simulation in der pflegerischen Ausbildung. Dies betrifft sowohl die Verbesserung klinischer Fähigkeiten als auch die Entwicklung von klinischem Urteilsvermögen der Lernenden (Hanshaw & Dickerson, 2020). Kim et al. (2016) schlossen in ihrer Metaanalyse 40 Studien ein und kommen zum Ergebnis, dass simulationsbasierte Interventionen in der Pflegeausbildung besondere Effekte in der Entwicklung psychomotorischer Kompetenzen haben.

Eine zentrale Rolle, ob simulatives Lernen effektiv ist, spielt die Realitätsnähe (auch Fidelity) (Kim et al., 2016; Lei et al., 2022; Tosterud et al., 2013). Laut SimNAT Pflege (o. J., S. 8) haben Simulationsübungen einen besonders hohen Effekt, wenn Szenarien sowohl eine konzeptionelle, physiologische und psychische Realitätsnähe haben. In der Umsetzung bedeutet das, dass eine »[...] erkennbare Sinnhaftigkeit der Simulationssituation, eine authentische Einrichtung des Simulationsraums und passende Umgebungsgeräusche [...]« gegeben sind (SimNAT Pflege, o. J., S. 8).

Wie Simulationen als Lernmethode in der Pflegeausbildung integriert werden können, thematisieren Obermeier und Süßmann (2022, S. 154–157). Demnach gliedern sich Skillstrainings in eine Orientierungs-, eine Übungs- und eine Beherrschungsphase.

Die *Orientierungsphase* dient der Vorbereitung. Dazu zählen die Aktivierung, Überprüfung des Vorwissens der Auszubildenden und die Klärung des Lernauftrags. Die *Übungsphase* beinhaltet die Demonstration eines Beispiels durch die Lernbegleitung, das selbstständige Üben und Erproben der Skills in Kleingruppen, die Simulation mit Unterstützung von Simulatoren, Schauspielern oder Puppen und abschließend die Evaluation anhand von Beobachtungskriterien. Diese Phase orientiert sich am Cognitive-Apprenticeship-Modell nach Küng et al. (2018). Auf die Übungsphase folgt die *Beherrschungsphase*, in der es um die Anwendung und die Entwicklung der Fähigkeiten und Fertigkeiten in der Praxis geht (Küng et al., 2018)

Simulationen sind nach dem Skillstaining von Obermeier und Süßmann (2022, S. 155 f.) Bestandteil der Übungsphase und finden demnach in drei Phasen statt, dem Briefing, der Simulationsübung und dem Debriefing.

Das *Briefing* leitet die Simulationsübung ein. Im Briefing werden gemeinsam mit der Lernbegleitung der Lernauftrag und offene Fragen der Lernenden besprochen. Der zeitliche Umfang beträgt ca. fünf bis zehn Minuten. Ziel des Briefings ist das

Herstellen einer sichereren Lernumgebung. Anschließend findet die *Durchführung* der eigentlichen Simulationsübung statt, die sich auf ca. zehn bis fünfzehn Minuten beläuft. Obermeier und Süßmann (2022) empfehlen bei ein bis zwei Lernenden jeweils zwei bis fünf Minuten für eine kurze Reflexion einzuplanen. Den Abschluss bildet das gemeinsame *Debriefing*, in dem die Lernenden durch die Lernbegleitung mittels strukturierter Fragen zur Eigenreflexion angeregt werden. Die zeitliche Dauer des Debriefings ist abhängig vom Umfang der Simulationsübung und ist auf ca. 15–20 Minuten angelegt.

Best Practice Standards der International Nursing Association for Clinical Simulation and Learning (INACSL)

Die INACSL ist weltweit führend im Bereich Simulation im Gesundheitswesen. Sie verfolgen das Ziel, Patientensicherheit durch Simulationstrainings zu verbessern. Die INACSL stellte dazu aktuelle Best Practice Standards für Simulation im Bereich der Pflege zur Verfügung. Diese umfassen u. a. die Themen Professionelle Integrität, Prebriefing, Debriefing, Facilitation (auch Lernbegleitung), Ergebnisse und Ziele. Im Folgenden sind die wesentlichen Kriterien der genannten Standards kurz erläutert.

Bei dem Standard *Professionelle Integrität* geht es um einen Ethikkodex, wie sich Beteiligte während der Simulationen verhalten (Bowler et al., 2021). Zu den Werten zählen gegenseitiges Vertrauen, Ehrlichkeit, gegenseitiger Respekt und Engagement im Lernprozess. Nach Bowler et al. (2021) ist Vertrauen eine Schlüsselkomponente der beruflichen Integrität bei gleichzeitiger Aufrechterhaltung einer sicheren, respektvollen Lernumgebung für alle Teilnehmenden in einer Simulation.

Der Standard *Prebriefing* fokussiert den Prozess vor der Simulationsübung, nämlich die Vorbereitung und Einweisung (McDermott et al., 2021). Durch das Prebriefing soll sichergestellt werden, dass die Teilnehmenden auf die Simulationsübung vorbereitet sind, den Ablauf und die Grundregeln für das Simulationstraining kennen. Laut McDermott et al. (2021) ist das Vorbesprechen der genannten Aspekte entscheidend für den Lernerfolg. Das Prebriefing stellt die Grundlage einer sicheren Lernumgebung und professionellen Integrität aller an der Simulation Beteiligten dar. Weiterhin dient es dem Lernenden für das Einordnen der Lerninhalte, des Ablaufs und der Vermittlung wichtiger Grundregeln für die Simulationsübung (McDermott et al., 2021).

Im Standard *Debriefing* geht es um den abschließenden Prozess nach der Simulationsübung (Decker et al., 2021). Das Debriefing zielt darauf ab, Wissenslücken zu identifizieren und zu schließen, sowie über Fähigkeiten, Einstellungen und Kommunikation nachzudenken (Decker et al., 2021). Ziel des Debriefings ist das Anstoßen von Reflexionsprozessen zur Entwicklung von Erkenntnissen, Förderung des Wissens sowie die Integration des Gelernten in die Praxis. Die bewusste Reflexion trägt zur Verknüpfung von Gedanken, zum Bewusstwerden von Überzeugungen und zur Entwicklung von Einsichten und Haltungen bei (Decker et al., 2021).

Decker et al. (2021) unterscheiden beim Debriefing zwischen Feedback, Nachbesprechung und Reflexion. Beim *Feedback* geht es um Rückmeldungen und Informationsaustausch zwischen Lernenden und Lehrperson. Die *Nachbesprechung* ist ein strukturierter, reflexiver Prozess, in dem es darum geht, die Erkenntnisse bzw. Erfahrung aus der Simulationsübung zu beschreiben, zu analysieren, zu explorieren, zusammenzufassen und schließlich anzuwenden. Bei der *Reflexion* handelt es sich um einen Prozess, bei dem die Lernbegleitung die Lernenden ermutigt, Erfahrungen kritisch zu hinterfragen und dadurch Verständnis und Einsicht zu gewinnen. Reflexionen, die sowohl kognitive als auch affektive Erkenntnisse bzw. Erfahrungen einbeziehen, fördern demnach den Theorie-Praxis-Transfer.

Der Standard *Facilitation* gibt Empfehlungen zur Lernbegleitung (Persico et al., 2021). Faciliation heißt übersetzt auch »Moderation« oder »Erleichterung« und ist im übertragenen Sinn als Lernbegleitung zu verstehen. Nach Perscio et al. (2021) hat die Lernbegleitung eine zentrale Bedeutung im simulativen Lernen. Die Lernbegleitung gestaltet zum einen den Rahmen, indem sie Lernziele ableitet und definiert und auf deren Grundlage sie die passende Simulationsübung konzipiert, und sie begleitet zum anderen den gesamten Lernprozess vom Prebriefing über die Durchführung der Simulationsübung bis hin zum Debriefing und zur Evaluation.

Die Auswahl der Simulationsübungen bzw. Szenarien richtet sich immer nach dem Niveau der Lernenden und den gesetzten Lernzielen. Bei der Begleitung des Lernprozesses liegt der Fokus auf der Prozesssteuerung und darauf, nach Möglichkeiten zu suchen, den Lernenden im Lernprozess zu unterstützen. Konkret geht es um die Unterstützung bzw. das Anstoßen von kritischen Denkprozessen, Problemlösungsstrategien, klinischem Urteilsvermögen und Transfers auf unterschiedliche Situationen und Settings. Für die effektive Lernbegleitung empfehlen Persico et al. (2021) spezifische Fähigkeiten und Kenntnisse in der Simulationspädagogik.

Der Standard *Ergebnisse und Ziele* beinhaltet die Empfehlung zur Entwicklung von messbaren Zielen im Bereich kognitiver (Wissen), psychomotorischer (Fertigkeiten bzw. Fähigkeiten) und affektiver (Einstellung) Lernbereiche (Miller et al., 2021). Miller et al. (2021) empfehlen entsprechend des Bedarfs Lernziele zu formulieren und auf dieser Basis geeignete Simulationsübungen bzw. Szenarien zu entwickeln. Laut Müller et al. (2021) hat die Auswahl geeigneter Simulationsübungen bzw. Szenarien eine essentielle Bedeutung, um die festgelegten Lernziele und Ergebnisse zu erreichen. Die Ziele sollten so gesetzt werden, um den Wissenstransfer auf die direkte Patientenversorgung zu erleichtern.

Die Ziele sollten sich zudem an den Bedürfnissen der Lernenden orientieren und im Vorfeld den Lernenden transparent gemacht werden, um das gewünschte Ergebnis zu erzielen. Miller et al. (2021) empfehlen zur Entwicklung der Ziele die Taxonomie nach Bloom & Engelhart (1972) anzuwenden. Zum einen sollen sowohl kognitive, psychomotorische und affektive Lernziele einbezogen als auch die unterschiedlichen Ebenen je nach Niveau (Wissen, Verständnis, Anwenden, Analyse, Synthese und Beurteilung) berücksichtigt werden (Miller et al., 2021).

Literatur

Bloom, B.S. & Engelhart, M.D. (1972): *Taxonomie von Lernzielen im kognitiven Bereich.* Weinheim u.a.: Beltz (Beltz-Studienbuch, 35).

Bowler, F., Klein, M., Wilford, A. (2021). *Healthcare Simulation Standards of Best Practice^{TM}. Professional Integrity.* Clinical Simulation in Nursing, 58(10), 45–48. DOI: 10.1016/j.ecns.2021.08.014.

Decker, S., Alinier, G., Crawford, S.B. et al. (2021). *Healthcare Simulation Standards of Best Practice^{TM}. The Debriefing Process.* Clinical Simulation in Nursing, 58(4), 27–32. DOI: 10.1016/j.ecns.2021.08.011.

Hanshaw, S.L. & Dickerson, S.S. (2020). *High fidelity simulation evaluation studies in nursing education. A review of the literature.* Nurse education in practice, 46, 102818. DOI: 10.1016/j.nepr.2020.102818.

INACSL Standards Committee (2016). *INACSL Standards of Best Practice: Simulation^{SM} Simulation Glossary.* Clinical Simulation in Nursing, 12(4S), S39–S47.

Jürgensen, A. & Dauer, B. (2021). *Handreichung für die Pflegeausbildung am Lernort Praxis.* Bonn: Bundesinstitut für Berufsbildung (Pflegeausbildung gestalten). Zugriff am 01.11.2022 unter: https://www.bibb.de/dienst/veroeffentlichungen/de/publication/show/17175

Kim, J., Park, J.-H., Shin, S. (2016). *Effectiveness of simulation-based nursing education depending on fidelity. A meta-analysis.* BMC medical education, 16, S. 152. DOI: 10.1186/s12909-016-0672-7.

Küng, R., Staudacher, D., Panfil, E.-M. (2018). *Ein zentrales pädagogisches Modell für die Praxisausbildung. »Cognitive Apprenticeship«.* PADUA, 13(2), 115–123. DOI: 10.1024/1861-6186/a000424.

Lei, Y.-Y., Zhu, L., Sa, Y.T.R., Cui, X.-S. (2022). *Effects of high-fidelity simulation teaching on nursing students' knowledge, professional skills and clinical ability. A meta-analysis and systematic review.* Nurse education in practice, 60, 103306. DOI: 10.1016/j.nepr.2022.103306.

McDermott, D.S., Ludlow, J., Horsley, E., Meakim, C. (2021). *Healthcare Simulation Standards of Best Practice^{TM} Prebriefing: Preparation and Briefing.* Clinical Simulation in Nursing, 58(5), 9–13. DOI: 10.1016/j.ecns.2021.08.008.

Miller, C., Deckers, C., Jones, M. et al. (2021). *Healthcare Simulation Standards of Best Practice^{TM} Outcomes and Objectives.* Clinical Simulation in Nursing, 58(5), 40–44. DOI: 10.1016/j.ecns.2021.08.013.

Obermeier, L. & Süßmann, S. (2022). *Skillstrainings und Simulationen in der generalistischen Pflegeausbildung.* PADUA, 17(3), S. 153–159. DOI: 10.1024/1861-6186/a000681.

Persico, L., Belle, A., DiGregorio, H. et al. (2021). *Healthcare Simulation Standards of Best Practice^{TM} Facilitation.* Clinical Simulation in Nursing, 58(3), 22–26. DOI: 10.1016/j.ecns.2021.08.010.

Simulations-Netzwerk Ausbildung und Training in der Pflege (SimNAT Pflege) (o.J.). *Leitlinie Simulation als Lehr-Lernmethode.* Zugriff am 03.11.2022 unter: https://www.simnat-pflege.net/download-file?file_id=110&file_code=2437e8102a

Tosterud, R., Hedelin, B., Hall-Lord, M.L. (2013). *Nursing students' perceptions of high- and low-fidelity simulation used as learning methods.* Nurse education in practice, 13(4), 262–270. DOI: 10.1016/j.nepr.2013.02.002.

1.3 Patientensicherheit fördern im »Room of Horrors«

David Schwappach

Die Gewährleistung und Förderung der Patientensicherheit ist ein zentrales Anliegen und Ziel von Gesundheitssystemen weltweit. Epidemiologische Untersuchungen zeigen, dass etwa 10 % der im Krankenhaus behandelten Patientinnen und Patienten ein unerwünschtes Ereignis erleben, also eine Schädigung durch die Behandlung (Panagioti et al., 2019). Etwa die Hälfte dieser Ereignisse gilt als grundsätzlich vermeidbar. Das heißt, sie sind auf einen oder mehrere Fehler in der Betreuung oder Behandlung zurückzuführen.

> **Definition**
>
> Unter einem »Fehler« versteht man eine Handlung oder ein Unterlassen, bei dem eine Abweichung von einem vorhandenen Plan (Ausführungsfehler), ein falscher Plan oder kein Plan vorliegt (Planungsfehler). Fehler können, müssen aber nicht zu einer Schädigung führen (Schwappach, 2021).

Ob ein Plan, eine Handlung oder ein Unterlassen »falsch« ist, orientiert sich stark am aktuellen Stand des Wissens und dem erwartbaren Standard. Fehler lassen sich grob unterscheiden in Irrtümer, also wissensbasierte Fehler (»das Falsche richtig gemacht«), und Ausführungsfehler (»das Richtige falsch gemacht«). Es ist beispielsweise Fachwissen erforderlich, um zu erkennen, dass die Dosierung eines bestimmten Medikaments bei beeinträchtigter Nierenfunktion angepasst werden muss. Wird aber die intendierte Dosisanpassung, z. B. durch eine Unterbrechung beim Verordnen, später vergessen oder übersehen, dann handelt es sich um einen Ausführungsfehler.

Der Ursprung von solchen Fehlern ist relevant, um wirksame Präventionsmaßnahmen zu konzipieren. So wird die Verbesserung des Fachwissens vermutlich nur geringe Effekte auf Ausführungsfehler haben, weil hier die Fachpersonen ja eigentlich »wissen, wie es geht«. Zugrundeliegende Ursachen für Ausführungsfehler sind beispielsweise die Komplexität der Patientenversorgung mit einer hohen Zahl an Schnittstellen und entsprechenden Kommunikationsanforderungen sowie die Fragmentierung der Arbeitsprozesse, die mit häufigen Störungen und Unterbrechungen und dadurch wiederum mit einer hohen Arbeitsverdichtung und -intensität und Überlastung der Mitarbeitenden verbunden ist.

Nicht alle Fehler führen glücklicherweise zu unerwünschten Ereignissen, also einer Schädigung. Sehr viele Fehler werden durch das Personal oder die Patientinnen und Patienten selber abgefangen, bevor sie zu einer Schädigung führen können (»near miss«). Es kann z. B. sein, dass einer Pflegefachperson ein Medikament auffällt, welches für eine Patientin gerichtet wurde, und sie dieses nochmals kontrolliert und feststellt, dass es das falsche ist. Oder ein Patient, der darauf hinweist, dass er eine Penicillin-Allergie hat und diese auch in der Akte dokumentiert ist, wenn er ein Penicillin-Rezept erhält. Um solche gefährlichen Situationen rechtzeitig zu erkennen, sind sowohl Fachwissen als auch ein hohes Maß an Aufmerksamkeit erforderlich. Zudem kann es nötig sein, Entscheidungen oder Handlungen anderer Personen aktiv in Frage zu stellen, z. B. durch Hinweise oder Nachfragen (»Speak up«). Eine solche kritische Kommunikation fällt sowohl Patienten als auch Fachpersonen aber oft schwer, insbesondere wenn dafür Autoritätspersonen hinterfragt werden müssen (Schwappach & Richard, 2018). Da das Speak Up aber sehr wichtig ist, um Gefahren von Patienten rechtzeitig abzuwenden, ist eine Kultur wünschenswert, in der es normal ist, einen möglichen Fehler offen und klar anzusprechen.

Je nach Setting, Patientenkollektiv und Behandlung bestehen unterschiedliche Risiken für vermeidbare unerwünschte Ereignisse. Bei der Behandlung auf der Intensivstation existieren andere Gefahren als in der Betreuung von Bewohnern im Pflegeheim. Im Krankenhaus kommt es besonders häufig zu unerwünschten Arzneimittelereignissen, Infektionen, Schädigungen im Zusammenhang mit invasiven Prozeduren, tiefe Venenthrombosen/Lungenembolien und Stürzen (Jha et al., 2013; Panagioti et al., 2019). Diagnostische Fehler kommen über alle Versorgungssektoren häufig vor, sind aber oftmals schwierig zu identifizieren. Unerwünschte Ereignisse können temporär oder dauerhaft, leicht oder schwerwiegend sein und sogar bis zum Tod führen. Sie belasten Patienten, Angehörige, beteiligte Mitarbeitende, aber auch das Gesundheitssystem als Ganzes. Auch die ökonomischen Folgen durch Patientensicherheits-Ereignisse sind erheblich: Die OECD (Organisation für wirtschaftliche Zusammenarbeit und Entwicklung) berechnete, dass etwa 8,7 % der gesamten Gesundheitsausgaben entwickelter Staaten für die direkte Behandlung vermeidbarer Schädigungen aufgewendet werden (Slawomirski & Klazinga, 2022). Das heißt, dass Investitionen in die Förderung der Patientensicherheit auch ökonomisch sinnvoll sind.

In den letzten Jahren wurden zunehmend Erkenntnisse und Erfahrungen gewonnen, wie es zu unerwünschten Ereignissen kommt, und Maßnahmen entwickelt, mit denen diese reduziert werden können. Gute Beispiele hierfür sind die chirurgische Checkliste (Weiser et al., 2010), Maßnahmen-Bündel zur Reduktion von Katheter-assoziierten Infektionen (Chopra et al., 2022; Schweiger et al., 2020) oder zur Verbesserung der Informationsübergabe an Dienstwechseln (Starmer et al., 2014). Tatsächlich zeigen longitudinale Untersuchungen, dass in einigen Gebieten Fortschritte in der Reduktion unerwünschter Ereignisse zu verzeichnen sind (Eldridge et al., 2022). Insgesamt jedoch bleibt die Rate der *vermeidbaren* unerwünschten Ereignisse auf Populationsebene in den letzten Jahren trotz vielfältiger Aktivitäten zur Förderung der Patientensicherheit enttäuschend stabil (Landrigan et al., 2010).

Die große Herausforderung bleibt immer die systematische und gute Umsetzung von »Sicherheitspraktiken« in der Alltagsroutine und das rechtzeitige Erkennen von Gefahren für die Patientinnen und Patienten. Dafür sind die Mitarbeitenden im Gesundheitswesen eine wichtige Ressource. Menschen sind nämlich nicht nur »fehleranfällig«, sondern auch in der Lage, Sinneseindrücke, Wissen, Informationen und Erfahrung zu nutzen, um zu erkennen, wenn eine Situation von dem Erwarteten abweicht und sich eine Gefahr entwickelt oder abzeichnet. Diese Fähigkeit ist wichtig, um im Alltag die Patientensicherheit zu fördern.

In den letzten Jahren wurde zum Trainieren solcher Fähigkeiten das Konzept des »Room of Horrors« als Ergänzung zu anderen Lehr- und Lernformaten entwickelt, erprobt und auch wissenschaftlich evaluiert. Hierbei handelt es sich um ein niederschwelliges Training, in dem das Fachwissen in einer alltagsnahen Situation angewandt und kontextualisiert wird, um potentielle Gefahren und Fehler zu erkennen. Anders als bei üblichen Schulungen oder auch Simulationen wird hier nicht geübt, wie man »etwas richtig« macht. Vielmehr wird die Perspektive gekehrt und es geht es darum, Aufmerksamkeit gegenüber Risiken im Alltag zu schärfen und Gefahren zu antizipieren – also zu erkennen, dass »etwas falsch ist«. In einem eigens hergerichteten Patientenzimmer werden Gefahren und Fehler absichtlich installiert. Die Teilnehmenden haben die Aufgabe diese Fehler, entweder allein oder als Gruppe, zu identifizieren. Die installierten Gefahren können unterschiedliche Themen adressieren und in dem benötigten Fachwissen und in ihrer Komplexität variieren. Neben der Medizin und der Pflege werden inzwischen auch in anderen Disziplinen positive Erfahrungen mit dem »Room of Horrors« gemacht, so z. B. in der Pharmazie und der Zahnmedizin (Borsa et al., 2022; Daupin et al., 2016).

Evaluationen des »Room of Horrors« berichten eine große Spannweite der erfolgreichen Identifikation von zu findenden Gefahren. In unserer eigenen Untersuchung in 13 Spitälern in der Schweiz, in der knapp 1.000 Mitarbeitende den »Room of Horrors« mit unterschiedlichen Szenarien besuchten, wurden über die Institutionen hinweg 4,7 der 10 installierten Gefahren korrekt identifiziert (47 %), im Vergleich eher ein geringer Anteil (Zimmermann et al., 2021). Besonders gut wurden beispielsweise die nicht erreichbare Rufglocke und die unvollständige Schutzbekleidung bei Isolation erkannt. Sehr selten wurden hingegen ein unterdosiertes Torsemide, ein fehlendes Schmerz-Assessment oder auch die fehlende Indikation für einen Harnkatheter gefunden. Ähnliche Resultate werden in einer aktuellen Auswertung erster Erfahrungen mit dem »Room of Horrors« an der Charité in Berlin berichtet. Hier wurde die fehlende Indikation für den liegenden Katheter selten gefunden, ebenso wie eine doppelte Verordnung von Paracetamol (Löber et al., 2020). Von fast allen Teilnehmenden wurden hingegen das falsche Patientenarmband, ein Joghurt trotz vorliegender Laktoseintoleranz sowie die außer Reichweite befindliche Rufglocke identifiziert. Insgesamt wurden durchschnittlich 8,5 von 12 versteckten Fehlern identifiziert, also 71 %.

Besonders interessant sind natürlich diejenigen Fehler, die mit *geringer* Wahrscheinlichkeit gefunden werden, weil sie Hinweise auf Lernmöglichkeiten geben. Verschiedene Ursachen dafür sind möglich: Im einfachsten Fall wurde schlicht etwas nicht bemerkt, von dem aber eigentlich bekannt ist, dass es einen »Fehler« darstellt. So wird aus den Untersuchungen deutlich, dass »Auslassungen«, z. B. eine fehlende Prophylaxe, grundsätzlich schwieriger zu identifizieren sind als etwas, was vorhanden, aber falsch ist (wie der Joghurt bei Laktoseintoleranz). Ebenso wird »Überversorgung« seltener als tatsächliche Gefahr erkannt, vermutlich weil sie als weniger eindeutig wahrgenommen wird (Wiest et al., 2017). Anspruchsvoll sind auch Fehler, deren Identifikation die logische Kombination von verschiedenen Informationen erforderlich macht. So wurde die Gabe von intravenösem Heparin bei einem Patienten mit Kopfverletzung nur sehr selten von Pflegefachpersonen und überhaupt nicht von Ärztinnen und Ärzten als Gefahr erkannt (Wang et al., 2022). Auch Infrastruktur-Aspekte, wie mangelnde Beleuchtung, werden meist deutlich seltener erkannt als klinische Gefahren, obwohl solche räumlichen und baulichen Gefahren eine große Bedeutung für die Patientensicherheit haben (Zimmermann et al., 2021).

Diese Beobachtung führt zu einer zweiten Erklärung, warum Gefahren nicht erkannt werden können: Installierte Fehler werden auch dann nicht identifiziert, wenn sie eben nicht als »fehlerhaft« wahrgenommen werden. Zum Beispiel, weil ein für die Erkennung notwendiges Fachwissen nicht vorhanden ist, oder aber auch, weil es in der beruflichen Routine regelmäßig zu dieser Abweichung vom »Soll« kommt. Haben sich bereits alle an einen gefährlichen Zustand gewöhnt, wird dieser irgendwann nicht mehr als solcher wahrgenommen werden. Ein solches Phänomen könnte die geringere Aufmerksamkeit gegenüber räumlichen Mängeln erklären, aber auch bei bestimmten klinischen Prozessen eine Rolle spielen, in denen die »Normalisierung der Abweichung« bereits eingetreten ist. Dies ist ein bekanntes und wichtiges Problem in Einrichtungen der Gesundheitsversorgung (Banja, 2010). Während Abweichungen von einem Standard (z.B. die langsame intravenöse Bolus-Gabe bei bestimmten Medikamenten) zunächst noch wahrgenommen werden, kommt es nach einer gewissen Zeit dazu, dass sich alle daran gewöhnen, es anders zu machen, und irgendwann fällt es niemandem mehr auf, dass die Regel konsequent nicht mehr eingehalten wird (Taxis, 2003). Eine solche Verschiebung macht auch das Speaking Up schwerer. Es ist möglich, dass der »Room of Horrors« solche Phänomene aufspürt und die Diskussion darüber erleichtert. Es kann lohnend sein, diesen Aspekten in einem Debriefing nachzugehen.

Die wissenschaftlichen Untersuchungen zeigen, dass Auszubildende verschiedener Berufe (z.B. Medizinstudierende und Pflegefachpersonen in Ausbildung) unterschiedliche Kompetenzen haben, bestimmte Fehlertypen zu finden. Beispielsweise berichten Clay et al., dass Medizinstudierende deutlich häufiger eine vorliegende Allergie auf ein laufendes Penicillin bemerkten (46 vs. 13 %, $p < 0.001$), während Pflegestudierende deutlich häufiger feststellten, dass gar keine Verordnung für das Penicillin vorliegt (43 vs. 3 %, $p < 0.001$) (Clay et al., 2017).

Es ist nicht erstaunlich, dass Gruppen im »Room of Horrors« zu besseren Ergebnissen kommen, also mehrere Personen zusammen mehr Fehler finden als Einzelpersonen (Löber et al., 2020; Reime et al., 2022; Zimmermann et al., 2021). Wir konnten auch zeigen, dass interprofessionelle Gruppen zu besseren Ergebnissen (mehr gefundenen Fehlern) kommen als monoprofessionelle Gruppen (durchschnittliche gefundene Fehlerzahl: 5,1 vs. 4,4, $p < 0.001$) (Zimmermann et al., 2021). Die im »Room of Horrors« gemachte Erfahrung, dass Teammitglieder anderer Professionen wichtige Kompetenzen und Erfahrungen einbringen können, ist für die zunehmend wichtige interprofessionelle Zusammenarbeit eine zentrale Voraussetzung (Turrentine et al., 2020). Im »Room of Horrors« lernen beide Disziplinen schon während der Ausbildung, dass die jeweils anderen Berufsgruppen, z.B. auch Personen aus der Verwaltung oder dem Hausdienst, ebenfalls für die Patientensicherheit wichtige Beobachtungen einbringen können.

Durch systematische Beobachtungen von »Room of Horrors« konnten wir feststellen, dass es bei der gemeinsamen Bearbeitung als Gruppe häufiger zu Teaching-

Situationen innerhalb der Gruppe kommt (Zimmermann et al., 2021). Einzelpersonen geben dann also ihr Wissen zu einem Risiko oder Themengebiet an die anderen Gruppenmitglieder weiter. Auch diese Erfahrung, dass unterschiedliche Kolleginnen und Kollegen über Wissen verfügen, das für das Team nutzbar ist und die Gesamtleistung verbessert, kann für die Zusammenarbeit in interprofessionellen Teams wichtig sein.

Ein interessantes Ergebnis zeigt sich auch in der Selbsteinschätzung der Teilnehmenden am »Room of Horrors«: Typischerweise beurteilen die Teilnehmenden die Aufgaben als (sehr) leicht lösbar (Löber et al., 2020; Zimmermann et al., 2021). In unserer Untersuchung gaben beispielsweise 59 % der Teilnehmenden an, die Fehler seien sehr leicht zu finden gewesen. Dabei zeigt sich in mehreren Untersuchungen, dass die subjektiv wahrgenommene Schwierigkeit der Aufgabe nicht mit der tatsächlich gefundenen Fehleranzahl korrelierte (Wang et al., 2022; Zimmermann et al., 2021). Das heißt, dass selbst Teilnehmende, die nur wenige Fehler fanden, die Aufgabe als leicht lösbar beurteilten. Dies zeigt die Bedeutung eines Debriefings nach dem »Room of Horrors«, in dem aufgelöst wird, welche Fehler es zu entdecken galt. Die Teilnehmenden erhalten so das Feedback, dass sie ihre Ergebnisse möglicherweise überschätzen.

> **Merke**
>
> Die Reflexion der eigenen Leistung und der Abbau einer möglichen Selbstüberschätzung kann für die weitere Lernmotivation eine wichtige Bedeutung haben (Trifunovic-Koenig et al., 2022). Personen, die von sich selber glauben, alles bereits zu wissen und richtig anzuwenden, haben eine geringere Motivation, ihr Wissen oder ihre Praxis zu verbessern. Aus diesem Grund ist es wichtig, den Teilnehmenden ein Feedback zu geben. Da es sich ja um eine Art »Simulation« handelt, ist auch ein nicht optimales Ergebnis leichter annehmbar als ein kritisches Feedback in der tatsächlichen Patientenversorgung.

Alle vorliegenden Evaluationen des »Room of Horrors« zeigen ein weiteres, spezifisches Ergebnis: Die Teilnehmenden selbst bewerten die Erfahrung durchgängig als sehr positiv. In unserer Untersuchung in der Schweiz gaben 98 % der Befragten an, dass sie die Teilnahme am »Room of Horrors« ihren Kolleginnen und Kollegen weiterempfehlen würden, 96 % fanden die installierten Gefahren und Fehler relevant für ihre tägliche Arbeit und 95 % haben vom Austausch innerhalb der Gruppe der Teilnehmenden profitiert (Zimmermann et al., 2021). Eine überwiegende Mehrzahl der Teilnehmenden an einem medikationsspezifischen »Room of Horrors« gaben nach der Teilnahme an, ihre Praxis ändern zu wollen (Daupin et al., 2016). Dieses positive Ergebnis und die starke Akzeptanz sind für Lehrformate in der Patientensicherheit nicht selbstverständlich. Sich mit der Möglichkeit zu beschäftigen, dass Fehler in der eigenen Tätigkeit Menschen schädigen können, ist primär unangenehm und zum Teil belastend. Zudem sind viele traditionelle Schulungen und Trainings in der Patientensicherheit oftmals sehr an Misserfolgen und Defiziten orientiert, z. B. einer geringen Händehygiene-Compliance. Der »Room of Horrors«

hingegen ist eine spielerische Methode, die es offensichtlich leicht macht, sich mit Risiken zu beschäftigen und sich mit Kolleginnen und Kollegen über den Alltag auszutauschen. Die mit dem »Room of Horrors« üblicherweise verbundenen positiven Emotionen sollten als wichtige Grundlage und Motivation für die Beschäftigung mit Sicherheitsfragen nicht unterschätzt werden.

Untersuchungen der Wirkungen des »Room of Horrors« auf den langfristigen Lernerfolg oder Auswirkungen auf die Patientensicherheit stehen leider noch aus. So wäre es relevant, ob sich der Erkennungserfolg von typischerweise schwierig zu identifizierenden Gefahren mittelfristig verbessert, z.B. von »Auslassungen« oder sich nur durch Informationskombination zu erschließende Gefahren. Auch die Sicherheitskultur in einer Organisation könnte ein geeigneter Wirkungsparameter sein, insbesondere wenn das Training systematisch für alle Mitarbeitenden einer Organisation angeboten wird. Positive Effekte können erwartet werden, sind aber bisher nicht untersucht.

Insgesamt lässt sich zusammenfassen, dass der »Room of Horrors« ein beliebtes und akzeptiertes Aus- und Weiterbildungsformat ist. Er macht die Vorteile der interprofessionellen Teamzusammenarbeit für die Patientensicherheit direkt erlebbar. Aus den Ergebnissen können Instruktoren ableiten, welche Gefahren für die Patientensicherheit für die Teilnehmenden sehr präsent und leicht antizipierbar sind und welche Themen möglicherweise eine vertiefte Beschäftigung oder weitere Angebote erfordern.

Literatur

Banja, J. (2010). *The normalisation of deviance in healthcare delivery.* Business Horizons, 53(2), 1–13.

Borsa, L., Tramini, P., Lupi, L. (2022). *The dental »box of horrors« clinical practice game: A pilot project.* Journal of Dental Education, 86(5), 615–621.

Chopra, V., O'Malley, M., Horowitz, J. et al. (2022). *Improving peripherally inserted central catheter appropriateness and reducing device-related complications: A quasiexperimental study in 52 Michigan hospitals.* BMJ Quality and Safety, 31(1), 23–30.

Clay, A.S., Chudgar, S.M., Turner, K.M., et al. (2017). *How prepared are medical and nursing students to identify common hazards in the intensive care unit?* Annals of the American Thoracic Society, 14(4), 543–549.

Daupin, J., Atkinson, S., Bédard, P. et al. (2016). *Medication errors room: a simulation to assess the medical, nursing and pharmacy staffs' ability to identify errors related to the medication-use system.* Journal of Evaluation in Clinical Practice, 22(6), 907–916.

Eldridge, N., Wang, Y., Metersky, M., et al. (2022). *Trends in Adverse Event Rates in Hospitalized Patients, 2010–2019.* JAMA, 328(2), 173–183.

Jha, A.K., Larizgoitia, I., Audera-Lopez, C. et al. (2013). *The global burden of unsafe medical care: Analytic modelling of observational studies.* BMJ Quality and Safety, 22(10), 809–815.

Landrigan, C.P., Parry, G.J., Bones, C.B. et al. (2010). *Temporal Trends in Rates of Patient Harm Resulting from Medical Care.* New England Journal of Medicine, 363(22), 2124–2134.

Löber, N., Garske, C., Rohe, J. (2020). *Room of horrors: A low-fidelity simulation practice for patient safety-relevant hazards of hospitalization.* Zeitschrift für Evidenz, Fortbildung und Qualität im Gesundheitswesen, 153–154, 104–110.

Panagioti, M., Khan, K., Keers, R.N. et al. (2019). *Prevalence, severity, and nature of preventable patient harm across medical care settings: Systematic review and meta-analysis.* The BMJ, 366, l4185.

Reime, M.H., Molloy, M., Blodgett, T.J., Telnes, K.I. (2022). *Why an IPE Team Matters... Improvement in Identification of Hospital Hazards: A Room of Horrors Pilot Study.* Journal of Multidisciplinary Healthcare, Volume 15, 1349–1360.

Schwappach, D. (2021). *Patientensicherheit.* In: Egger, M., Razum, O., Rieder, A. (Hrsg.) Public Health Kompakt (S. 161–164). 4. Aufl. Berlin, Boston: De Gruyter.

Schwappach, D. & Richard, A. (2018). *Speak up-related climate and its association with healthcare workers' speaking up and withholding voice behaviours: A cross-sectional survey in Switzerland.* BMJ Quality and Safety, 27(10), 836–843.

Schweiger, A., Kuster, S.P., Maag, J. et al. (2020). *Impact of an evidence-based intervention on urinary catheter utilization, associated process indicators, and infectious and non-infectious outcomes.* Journal of Hospital Infection, 106(2), 364–371.

Slawomirski, L. & Klazinga, N. (2022). *The economics of patient safety: From analysis to action.* In: OECD Health Working Papers, No. 145, OECD Publishing, Paris, https://doi.org/10.1787/761f2da8-en.

Starmer, A.J., Spector, N.D., Srivastava, R. et al. (2014). *Changes in Medical Errors after Implementation of a Handoff Program.* New England Journal of Medicine, 371(19), 1803–1812.

Taxis, K. (2003). *Causes of intravenous medication errors: an ethnographic study.* Quality and Safety in Health Care, 12(5), 343–347.

Trifunovic-Koenig, M., Bushuven, S., Gerber, B. et al. (2022). *Correlation between Overconfidence and Learning Motivation in Postgraduate Infection Prevention and Control Training.* International Journal of Environmental Research and Public Health, 19(9), 5763, https://doi.org/10.3390/ijerph19095763.

Turrentine, F.E., Schroen, A.T., Hallowell, P.T. et al. (2020). *Enhancing Medical Students' Interprofessional Teamwork Through Simulated Room of Errors Experience.* Journal of Surgical Research, 251, 137–145.

Wang, M., Banda, B., Rodwin, B.A., Merchant, N.B. (2022). *Room of Hazards: A Comparison of Differences in Safety Hazard Recognition Among Various Hospital-Based Healthcare Professionals and Trainees in a Simulated Patient Room.* Journal of Patient Safety, 18(6), 624–629.

Weiser, T.G., Haynes, A.B., Dziekan, G. et al. (2010). *Effect of A 19-item surgical safety checklist during urgent operations in a global patient population.* Annals of Surgery, 251(5), 976–980.

Wiest, K., Farnan, J., Byrne, E. et al. (2017). *Use of simulation to assess incoming interns' recognition of opportunities to choose wisely.* Journal of Hospital Medicine, 12(7), 493–497.

Zimmermann, C., Fridrich, A., Schwappach, D.L.B. (2021). *Training situational awareness for patient safety in a room of horrors: An evaluation of a low-fidelity simulation method.* Journal of Patient Safety, 17(8), E1026–E1033.

2 Umsetzung des Konzeptes Room of Horrors in der generalistischen Ausbildung

Beim Konzept Room of Horrors geht es darum, eine Versorgungssituation mit Fehlern und sicherheitsrelevanten Gefahren, wie z. B. falsche Medikamente oder Patientenruf außer Reichweite, zu simulieren (Zimmermann & Schwappach, 2019). Das simulative Lernen ist eine Form des arbeitsorientierten Lernens und eignet sich für den Umgang mit sicherheitsrelevanten Themen in der Pflegeausbildung (Fachkommission nach § 53 Pflegeberufegesetz, 2020). Erste Erfahrungen in der Umsetzung des Konzepts in der Pflegeausbildung zeigen Potential und positive Resonanz – sowohl bei Lernenden als auch bei den Lernbegleitenden (Karner & Bathon, 2021).

In diesem Kapitel geht es um die praktische Umsetzung des Konzeptes Room of Horrors in der generalistischen Ausbildung. Das Kapitel beinhaltet zum einen eine Anleitung, wie das Konzept umgesetzt werden kann, und zum anderen zahlreiche Fallbespiele, auf deren Basis Lernsituationen zur Sensibilisierung von Gefahren und Risiken in alltäglichen und komplexen Pflegesituationen gestaltet und angewendet werden können. Insgesamt stehen jeweils vier Beispiele für den Akut-, den Langzeitpflege- und den gerontopsychiatrischen sowie allgemeinen psychiatrischen Bereich und jeweils fünf Fallbeispiele für das ambulante und pädiatrische Setting zur Verfügung. Die Fallbeispiele wurden auf Basis des Rahmenausbildungsplans der generalistischen Pflegeausbildung entwickelt und entsprechend den Anforderungen der fünf Kompetenzbereiche, der verschiedenen Settings und der Kompetenzniveaus des entsprechenden Ausbildungsdrittels ausdifferenziert.

Alle 26 Fallbeispiele beinhalten jeweils Angaben zum Ausbildungsdrittel und den Kompetenzbereichen des Rahmenausbildungsplans. Das Stammblatt gibt eine Übersicht über Name, Vorname, Alter, Diagnosen, Allergien, aktuelles Leiden, Diagnostik, körperliche/geistige Einschränkungen und Besonderheiten sowie sozialer Status. Danach folgt die Beschreibung der Situation, Angaben zum benötigten Material, der Raumvorbereitung, die Nennung der Sicherheitsrisiken sowie benötigte bzw. empfohlene Begleitdokumente. Unter Sonstiges sind Besonderheiten für das jeweilige Fallbeispiel aufgeführt.

Alle Fallbeispiele basieren auf realen Situationen und erheben keinen Anspruch auf Vollständigkeit. Sie dienen der Orientierung und Anregung und können je nach Setting und Besonderheiten, beispielsweise bei unterschiedlichen (Pflege-)Dokumentationen, individuell gestaltet werden. Die Szenarien können einfacher oder komplexer gestaltet werden, indem man beispielsweise Fehler bzw. Gefahren und/oder Dokumente weglässt oder hinzufügt. Für eine bessere Darstellung von Sicherheitsrisiken, Fehlern und Gefahren in der Kommunikation und/oder Interaktion, insbesondere im gerontopsychiatrischen und psychiatrischen Setting, empfiehlt sich der Einsatz von Schauspielern/echten Personen.

Die konkrete Umsetzung der Simulationen gliedert sich nach Obermeier & Süßmann (2022, S. 155f.) in drei Phasen: das Briefing, die Durchführung der Simulation und das abschließende Debriefing. Das *Briefing* dient als Vorbereitung auf die Simulationsübung, in der die Lernbegleitung gemeinsam mit den Lernenden den Auftrag und offene Fragen bespricht. Der zeitliche Umfang beträgt je nach Komplexität und Gruppengröße ca. 5–15 Minuten. Ein wichtiges Ziel des Briefings ist das Herstellen einer sichereren Lernumgebung. Die zweite Phase beinhaltet die *Durchführung der Simulationsübung* und eine Feedbackrunde, in der die erkannten Sicherheitsrisiken gesammelt werden. Je nach Komplexität und Gruppengröße können hierfür ca. 10–15 Minuten eingeplant werden. Abschließend findet das gemeinsame *Debriefing* statt. Im Zentrum des Debriefings stehen strukturierte Fragen, die zur Eigenreflexion anregen sollen. Auch hier ist der zeitliche Rahmen abhängig vom Umfang der Simulationsübung und Anzahl der Teilnehmenden. Dieser Teil sollte mit ca. 15–20 Minuten den größten Teil ausmachen.

Nach Fanning & Gaba (2007) geht es in dieser Reflexion darum, einerseits über die Erkenntnisse zu sprechen und andererseits Emotionen zu erkunden, zu hinterfragen und zu reflektieren sowie einander Feedback zu geben. Das Ziel des Debriefings besteht darin, Erfahrungen und Erkenntnisse in zukünftige Situationen zu übertragen (Fanning & Gaba, 2007).

Zur Gestaltung des Debriefings können beispielsweise folgende Fragen eingesetzt werden:

- Welche Erkenntnisse nehme ich mit?
- Welche Risiken sind aus meiner Sicht schwierig oder einfach zu vermeiden?
- Was war hilfreich und was nehme ich mit in puncto Umgang mit sicherheitsrelevanten Themen?

Rolle der Lernbegleitung

Die Lernbegleitung hat in der Umsetzung des Room of Horrors eine zentrale Rolle. Sie stellt die Struktur und den Prozess bereit, das bedeutet, sie entwickelt auf Basis der Lernziele eine geeignete Simulation, bereitet hierfür die notwendigen Unterlagen sowie den Raum vor und steuert bzw. begleitet die Lernenden durch den Prozess des Briefings, der Simulationsübung und des Debriefings. Laut Fanning & Gaba (2007) ist es die Aufgabe einer Lernbegleitung zu führen und zu lenken, anstatt zu belehren. Für Titchen (2009) stellt die Lernbegleitung ihr Wissen und ihre Erfahrung den Lernenden zur eigenen Problemlösung bereit. Um Raum für eigene Aktivität und Lernerfahrung zu bieten, nimmt sich die Lernbegleitung zurück und bietet gleichzeitig Unterstützung an (Titchen, 2009). Nachfolgende Tabelle 3 fasst die wesentlichen Aufgaben einer Lernbegleitung beim simulativen Lernen zusammen (▶ Tab. 3).

Tab. 3: Rolle und Aufgaben der Lernbegleitung zur Vorbereitung, Durchführung und Nachbereitung von simulativem Lernen im Room of Horrors (eigene Zusammenstellung in Anlehnung an Fanning & Gaba, 2007 und Persico et al., 2021)

Phasen	Rolle bzw. Aufgaben der Lernbegleitung

Vorbereitungen im Vorfeld	• Definition von Lernzielen auf Basis des Rahmenausbildungsplans unter Berücksichtigung des Ausbildungsdrittels bzw. Einsatzes und Lernstand der Lernenden
	• Entwicklung von Reflexionsfragen für das Debriefing
	• Entwicklung von Evaluationsfragen (z. B. Performance, Lerngewinn)
	• Erstellung von Handouts für Lernende (z. B. Fehlerliste)
	• Entwicklung einer geeigneten Lernsituation
	  – Entwicklung bzw. Anpassung eines Fallbeispiels mit Stammblatt
	  – Erstellung einer Situationsbeschreibung
	  – Festlegung der eingebauten sicherheitsrelevanten Risiken bzw. Gefahren
	  – Begleitdokumente entwickeln bzw. anpassen (z. B. Arztbriefe, Befunde, Medikation, Anordnungen, Fieberkurve, Pflegedokumentation, Wunddokumentation usw.)
	  – Vorbereitung des Raumes sowie benötigtes Material

Briefing	• Erläuterung des Lernauftrags • Lernsituationen entwickeln und Lernziele definieren • Erläuterung der Handouts bzw. ausgehändigten Unterlagen • Erläuterung der Lernziele • Festlegung und Erläuterung der Grundregeln während der Simulation • steuert (zeitlichen) Ablauf • Schaffung einer vertrauensvollen Lernumgebung
Simulationsübung	• Begleitet während der Simulationsübung • steht für Fragen zur Verfügung • steuert (zeitlichen) Ablauf • initiiert und leitet Feedbackrunde • gibt Feedback
Debriefing	• steuert den zeitlichen Ablauf • initiiert und leitet (kritische) Reflexion an • fasst (ggf.) Lernergebnisse zusammen
Nachbereitung	• Evaluation und ggf. (individuelle) Nachbesprechung bzw. Reflexion, z. B. Performance, Lerngewinn etc.

Literatur

Fachkommission nach § 53 Pflegeberufegesetz (2020). *Rahmenpläne der Fachkommission nach § 53 PflBG. Rahmenlehrpläne für den theoretischen und praktischen Unterricht. Rahmenausbildungspläne für die praktische Ausbildung.* 2., überarbeitete Aufl. Hrsg. v. Bundesinstitut für Berufsbildung, Bonn. Zugriff am 31.10.2022 unter: https://www.bibb.de/dienst/veroeffentlichungen/de/publication/show/16560

Fanning, R.M. & Gaba, D.M. (2007). *The Role of Debriefing in Simulation-Based Learning.* Simulation in Healthcare: Journal of the Society for Simulation in Healthcare, 2(2), 115–125. DOI: 10.1097/SIH.0b013e3180315539.

Karner, S. & Bathon, S. (2021). *Interaktiv Lernen im Room of Horrors.* Die Schwester | Der Pfleger, 11, 66–69.

Obermeier, L. & Süßmann, S. (2022). *Skillstrainings und Simulationen in der generalistischen Pflegeausbildung.* PADUA, 17(3), 153–159. DOI: 10.1024/1861-6186/a000681.

Persico, L., Belle, A., DiGregorio, H. et al. (2021). *Healthcare Simulation Standards of Best Practice^TM Facilitation.* Clinical Simulation in Nursing, 58(3), 22–26. DOI: 10.1016/j.ecns.2021.08.010.

Titchen, A. (2009). *Beziehungen, die Praxisentwicklung unterstützen – kritische Begleitung.* In: McCormack, B., Manley, K., Garbett, R. (Hrsg.) *Praxisentwicklung in der Pflege* (S. 125–142). Bern: Hans Huber.

Zimmermann, C. & Schwappach, D. (2019). *Interaktives Lernen im Room of Horrors. Manual für Spitäler.* Stiftung für Patientensicherheit Schweiz, Zürich. Zugriff am 29.11.2022 unter: https://www.patientensicherheit.ch/fileadmin/user_upload/2_Forschung_und_Entwicklung/Room_of_Horrors/Neu_2021/Room_of_Horrors_Manual_Spit_ler_D_V2.pdf

2.1 Fallbeispiele für die Stationäre Akutpflege

Sandra Bathon

2.1.1 Fallbeispiel 1

1. Ausbildungsdrittel/Orientierungseinsatz
Akutpflege, Patientenzimmer, Internistisch/Kardiologische Station
Kompetenzbereiche:

- Kompetenzbereich I
  - Pflegeprozess und Pflegediagnostik in akuten und dauerhaften Pflegesituationen verantwortlich planen, organisieren, gestalten, durchführen, steuern und evaluieren

Stammblatt:

Name, Vorname, Jahrgang:	Herz, Hans, geb. 1948
Diagnosen: (ggf. in Haupt- und Nebendiagnosen aufteilen)	Hauptdiagnosen: • hypertensive Entgleisung bei bekannter Hypertonie
Allergien:	• keine bekannten Allergien
aktuelles Leiden:	• Schwindel • Kopfschmerzen • Reduktion des Allgemeinzustandes
Diagnostik: (nicht in jedem Setting benötigt)	• EKG • Blutentnahme

körperliche/geistige Einschränkungen und Besonderheiten:	• mobil mit Rollator • Brille • Zahnprothese oben und unten • periphere Venenverweilkanüle 18G (grün) linker Handrücken
sozialer Status:	• lebt mit seiner Frau in Mietwohnung • Frau hilft bei der Körperpflege und sorgt für ihn • Sohn und dessen Frau wohnen weiter weg

Situationsbeschreibung:

Sie sind zurzeit auf einer kardiologischen Station in der Akutpflege eingesetzt und kommen zum Spätdienst. Herr Herz, 1948 geb., liegt auf Ihrer Station. Der Patient kam gestern Nachmittag über die Notaufnahme mit einer hypertensiven Krise (Anstieg des Blutdruckes auf über 180/120 mmHg) bei bekannter Hypertonie (Bluthochdruck). Der Blutdruckwert lag in der Notaufnahme bei 195/124 mmHg. Gestern klagte Herr Herz bei Aufnahme auf Ihre Station über Kopfschmerzen, Schwindel und fühlte sich schlapp. Der Blutdruck lag bei 140/85 mmHg.
Generell ist Herr Herz mit dem Rollator mobil und benötigt Hilfe bei der Körperpflege und beim Ankleiden, dies übernimmt sonst seine Frau zu Hause.
Der Frühdienst berichtet, dass Herr Herz noch sehr müde ist und weiterhin über Kopfschmerzen klagt und daher gerade ein i.v. (über eine Vene) Schmerzmittel bekommt. Der Blutdruck lag vor 30 Minuten bei 150/90 mmHg. Die Temperatur liegt bei 36,8 °C und der Puls bei 78. Sie werden gebeten, bei Herrn Herz den Blutdruck zu kontrollieren und nach seinem Befinden zu fragen.

Benötigtes Material:

- Zimmer mit Tisch, Stuhl und Patientenruf
- Krankenhausbett mit Simulationspuppe und Nachttisch
- Krankenhaushemdchen und normale Strümpfe
- periphere Venenverweilkanüle 18G (grün) linker Handrücken
- Rollator
- Toilettenstuhl
- Infusionsständer mit Kurzinfusion (korrekt beschriftet)
- Glas/Becher mit Wasser
- diverse Verpackungen, Kombistopfen und Tupfer als Müll für den Boden und den Tisch
- Blutdruckmessgerät und Stethoskop
- Aufgabenstellung je nach Teilnehmeranzahl ausgedruckt
- ggf. Stifte und Schreibunterlage je nach Teilnehmeranzahl

Raumvorbereitung:

- Simulationspuppe liegt mit Krankenhaushemdchen im hochgefahrenen Bett und trägt normale Strümpfe, Stoppersocken hängen über dem Fußteil des Bettes
- ein Bein von Herrn Herz hängt über den teilweise hochgezogenen Bettgittern
- Rollator steht gebremst an gegenüberliegender Wand vom Patientenbett
- Toilettenstuhl steht ungebremst in unmittelbarer Reichweite vom Patientenbett
- diverser Müll/Verpackungen (z. B. Verpackung vom Infusionsbesteck, Tupfer, Kombistopfen u. ä.) liegen direkt neben dem Bett, Nachttisch und auf dem Tisch verteilt
- Herr Herz hat einen peripheren Venenverweilzugang am linken Handrücken, Verband ist sauber und intakt
- Infusionsständer mit korrekt beschrifteter Infusion steht auf der rechten Seite von Herrn Herz, Infusionsschlauch ist mehrmals um den Ständer herumgewickelt, führt über den Halsbereich von Herrn Herz und verursacht starken Zug auf den Venenverweilzugang
- ein Glas/Becher mit Wasser steht auf dem Tisch im Zimmer

Sicherheitsrisiken:

Sicherheitsrisiken/Gefahr/Fehler	Beschreibung
Sturzgefahr/Patientenruf	• Patientenruf nicht in Reichweite, liegt hinter dem Bett auf der Ablage (falls vorhanden)
freiheitsentziehende Maßnahmen, Sturzgefahr, Verletzungsgefahr	• Bettgitter zum Teil oben ohne ersichtliche Erlaubnis/Anordnung, Bettgitter rechts und links nur einseitig hochgestellt (am Kopfende oben am Fußende unten, wenn möglich), ansonsten Bettgitter komplett oben
Sturzgefahr/Rollator	• Rollator steht gebremst am anderen Ende des Zimmers, ist somit nicht für Pat. Erreichbar
Sturzgefahr/Toilettenstuhl	• Toilettenstuhl steht ungebremst neben dem Bett
Sturzgefahr/Bett	• Bett hat falsche Höhe, ist ganz nach oben gefahren
Sturzgefahr/Socken	• Pat. trägt normale Socken, könnte aufgrund fehlenden Gripps ausrutschen, Hausschuhe stehen nirgendwo
Sturzgefahr/Müll	• Ausrutschgefahr aufgrund von Müll, diverse Verpackungen, Kombistopfen und Tupfer neben dem Bett von Pat.
Ernährung/Dehydratation	• kein Trinken in Reichweite von Pat., Glas Wasser steht auf dem Tisch
Verletzungsgefahr	• Strangulationsgefahr durch Infusionsschlauch, da Infusionsständer mit Kurzinfusion (z. B. 1 g Paracetamol als Kurzinfusion) auf der falschen Seite des Bettes steht, Venenverweilzugang kann ungewollt gezogen werden

Sonstiges:

- Blutdruckmanschette und Stethoskop liegen unordentlich auf dem Tisch

Empfohlene Begleitdokumente:

- Durch Begleitdokumente wie Arztbrief, Befunde, Medikation, Anordnungen, Fieberkurve, Pflegedokumentation, Wunddokumentation usw. können die Fallbeispiele in ihrer Komplexität gesteigert werden.

2.1.2 Fallbeispiel 2

1. Ausbildungsdrittel
Akutpflege, Patientenzimmer, Internistische, Urologische Station
Kompetenzbereiche:

- Kompetenzbereich I
  – Pflegeprozess und Pflegediagnostik in akuten und dauerhaften Pflegesituationen verantwortlich planen, organisieren, gestalten, durchführen, steuern und evaluieren

Stammblatt:

Name, Vorname, Jahrgang:	Harn, Herta, geb. 1943
Diagnosen: (ggf. in Haupt- und Nebendiagnosen aufteilen)	Hauptdiagnose: • Reduktion des Allgemeinzustandes bei fieberhaftem Harnwegsinfekt
Allergien:	• keine bekannten Allergien
aktuelles Leiden:	• sehr starke Schmerzen beim Wasserlassen • hypoton • Fieber, fühlt sich schlapp • kann kaum gehen
Diagnostik: (nicht in jedem Setting benötigt)	• Urin-Stix • Labor • Blutkulturen (Ergebnis steht noch aus)
körperliche/geistige Einschränkungen und Besonderheiten:	• Mobil mit Rollator • Brillenträgerin • Zahnprothese für oben und unten, Blasenverweilkatheter • periphere Venenverweilkanüle links
sozialer Status:	• lebt allein in einer Wohnung im Erdgeschoss • hat eine Hausnotrufanlage • wird von ihrer 45-jährigen Nachbarin unterstützt

2.1 Fallbeispiele für die Stationäre Akutpflege

Situationsbeschreibung:

Sie sind zurzeit auf einer internistischen, urologischen Station in der Akutpflege eingesetzt und kommen zum Spätdienst. Frau Harn kam heute Nacht über die Notaufnahme mit einem fieberhaften Harnwegsinfekt und reduziertem Allgemeinzustand zu Ihnen auf Station.
Frau Harn hat seit einigen Tagen zunehmend Schmerzen beim Wasserlassen. Heute Nacht waren die Schmerzen so stark, dass sie sich nicht mehr anders zu helfen wusste und einen Rettungswagen rief.
In der Notaufnahme wurde Frau Harn aufgrund der starken Schmerzen vorübergehend einen Urindauerkatheter gelegt. Bei Ankunft in der Notaufnahme hatte Frau Harn folgende Vitalparameter: Blutdruck 90/60 mmHg, Puls 98/min, Sauerstoffsättigung 99 %, Temperatur 38,9 °C.
Ihre Kollegen vom Frühdienst übergeben Ihnen folgende Informationen: Frau Harn ist noch sehr schlapp und kaum in der Lage selbstständig aufzustehen. Bislang war sie zuhause selbstständig mit Rollator. Die Temperatur ist auf 37,9 °C gesunken, der Blutdruck liegt bei 100/70 mmHg und der Puls bei 89/min. Der Urin ist weiterhin trotz der ärztlich angeordneten i. v.-Gabe von Volumen (3 x tägl. 500 ml Jonosteril® o. ä.) sehr stark konzentriert und übelriechend.
Sie sollen nach der Übergabe bei Frau Harn nach dem Rechten sehen, Vitalparameter erheben und das Essenstablett vom Mittagessen abräumen.

Raumvorbereitung:

- Patientenruf liegt hinter dem Bett auf dem Boden
- Simulationspuppe Frau Harn liegt mit leicht erhöhtem Oberkörper im Bett
- Beutel des Blasenverweilkatheters liegt im Fußbereich des Bettes unter der Decke, ein Teil des Schlauches schaut auf einer Seite heraus
- Nachttisch mit Essen und Besteck ist über Frau Harn gefahren, sodass sie herankommt
- Glas/Becher mit Wasser steht auf dem Zimmertisch
- Zahnprothesen stehen im korrekt beschrifteten dazugehörigen Becher auf dem Zimmertisch
- Brille liegt neben dem Bett/Nachttisch sichtbar auf den Boden, daneben liegt eine Paracetamol-Tablette
- ein Rollator steht ungebremst mitten im Zimmer im Weg
- der Desinfektionsspender im Zimmer ist leer, ohne Desinfektionsmittelflasche
- Frau Harn hat einen peripheren Venenverweilzugang am linken Handrücken, Verband ist sauber und intakt
- Infusionsständer mit 500 ml Flüssigkeit/Infusion und zu vielen personenbezogenen Daten (z. B. Adresse, Geburtsdatum, Name, Krankenkasse usw.) steht auf der richtigen Seite von Frau Harn und ist korrekt angeschlossen

Benötigtes Material:

- Zimmer mit Tisch, Stuhl und Patientenruf
- Krankenhausbett mit Simulationspuppe im Krankenhaushemdchen und Nachttisch
- periphere Venenverweilkanüle 20G (rosa) linker Handrücken
- liegender Urindauerkatheter
- Medikamentendispenser mit Abendmedikation
- Rollator
- Stoppersocken
- Brille
- Zahnprothese mit Becher und korrekter Beschriftung
- Teller mit Essen (z. B. Ausdruck auf Papier) und Besteck
- Glas/Becher mit Wasser
- Infusionsständer mit Infusion und Aufkleber mit mehr als drei Patientendaten
- Aufgabenstellung je nach Teilnehmeranzahl ausgedruckt
- ggf. Stifte und Schreibunterlagen je nach Teilnehmeranzahl

Sicherheitsrisiken:

Sicherheitsrisiken/Gefahr/Fehler	Beschreibung
Sturzgefahr/Patientenruf	• Patientenruf befindet sich nicht in Reichweite, liegt hinter dem Bett auf dem Boden
Sturzgefahr/Rollator	• Rollator steht ungebremst mitten im Zimmer
nosokomiale Infektion	• Desinfektionsspender im Zimmer enthält keine Flasche mit Desinfektionsmittel • Auffangbeutel des Urindauerkatheters liegt im Bett unter der Decke und somit auf falschem Niveau
Ernährung/Dehydratation	• Pat. hat nichts zu trinken, Glas/Becher mit Wasser steht auf Zimmertisch
Ernährung erschwert	• Pat. kann Essen nicht richtig kauen, Zahnprothesen stehen im Behälter auf Zimmertisch außerhalb der Reichweite von Frau Harn
Aspirationsgefahr	• Kopfteil des Bettes ist zu flach eingestellt zum Essen
Sturzgefahr/Brille	• Pat. kann schlecht sehen, Brille liegt auf dem Boden neben dem Nachttisch
Datenschutz	• Infusion, beispielsweise mit Jonosteril®, wurde mit Patientenaufkleber mit allen Patientendaten beklebt, zu viele personenbezogene Daten sind für Dritte sichtbar
Medikamentenmanagement/falsche Medikation	• Pat. erhält nicht die komplette Schmerzmedikation, Paracetamol-Tablette liegt neben der Brille auf dem Boden

Sonstiges:

- Bett ist runtergefahren
- Bettgitter sind unten
- Infusionsständer befindet sich auf richtiger Seite
- Frau Harn trägt Stoppersocken

Empfohlene Begleitdokumente:

- Pflegeverlauf
- Arztbrief

Anordnungen (exemplarisch):

Was	Wie oft	Anmerkungen
Vitalparameter	3 x täglich	bei SpO2 < 90 bitte Meldung an Dienstarzt
Schmerzerfassung	3 x täglich	bei Schmerzen > 6 trotz Bedarfsmedikation bitte Meldung bei Dienstarzt
Ernährung	mehrfach zum Trinken anhalten	
Ausscheidung	Protokoll führen	

Medikation:

Medikament	Dosierung	Darreichung	morgens	mittags	abends	nachts
Ciprofloxacin	400 mg als Kurzinfusion	i. v.	8 Uhr	16 Uhr	24 Uhr	0
Jonosteril®	500 ml	i. v.	1	1	1	0
Clexane®	20 mg	s. c.	0	0	1	0
Paracetamol	500 mg	p. o.	2	2	2	0
Bedarfsmedikation						
Novaminsulfon	1 g	i. v.	bis zu 3-mal täglich bei Schmerzen > 4			

Patientenkurve:

Datum		31.03.	01.04.
		abends	morgens
Größe 165 cm			
Gewicht (kg)		74	

Temperatur (°C)	39,1	37,9
Blutdruck (mmHg)	90/60	100/70
Puls	98	89
Sauerstoffsättigung (SpO2)	98	97
Schmerz	3	2
Stuhlgang		
Urindauerkatheter (ml)	↓	800
peripherer Venenverweilkatheter 20G (rosa) rechter Handrücken ↓ Verbandwechsel (alle 5 Tage und Bedarf):		

2.1.3 Fallbeispiel 3

2. Ausbildungsdrittel
Akutpflege, Patientenzimmer, Allgemeinchirurgische Station
Kompetenzbereiche:

- Kompetenzbereich I
  - Pflegeprozess und Pflegediagnostik in akuten und dauerhaften Pflegesituationen verantwortlich planen, organisieren, gestalten, durchführen, steuern und evaluieren
- Kompetenzbereich II
  - Kommunikation und Beratung personen- und situationsorientiert gestalten

Stammblatt:

Name, Vorname, Jahrgang:	Galle, Gerhardt, geb. 1963
Diagnose: (ggf. in Haupt- und Nebendiagnosen aufteilen)	Hauptdiagnose: • akute Cholezystitis bei bekannter Cholezysthiasis Nebendiagnosen: • Adipositas • Diabetes mellitus Typ II (nicht insulinpflichtig) • arterielle Hypertonie • bekannte Cholezysthiasis (bislang OP verweigert)
Allergien:	• Penicillin-Allergie
aktuelles Leiden:	• sehr starke kolikartige Oberbauchschmerzen
Diagnostik: (nicht in jedem Setting benötigt)	• Labor • EKG • Sonografie

körperliche/geistige Einschränkungen und Besonderheiten:	• kein Selbstpflegedefizit vorhanden • periphere Venenverweilkanüle 18G (grün) linker Handrücken
sozialer Status:	• lebt mit Ehefrau in Wohnung, ist von Beruf Anlagenmechatroniker

Situationsbeschreibung:

Sie sind zurzeit auf einer allgemeinchirurgischen Station in der Akutpflege eingesetzt und kommen zum Frühdienst. Herr Galle kam gestern Abend über die Notaufnahme auf Ihre Station. Er wurde wegen einer akuten Cholezystitis bei bekannter Cholezysthiasis aufgenommen.
Der Nachtdienst berichtet, dass er bei Aufnahme auf die Station einen Blutdruck von 160/90 mmHg, einen Puls von 87/min und eine Temperatur von 37,1 °C hatte. Die Schmerzen des Patienten seien immer noch vorhanden (laut Aussage von Herrn Galle bei 5 nach nummerischer Rating-Skala, aber besser). Er soll heute Nachmittag operiert werden und daher nüchtern bleiben.
Sie werden gebeten, unter Aufsicht Ihrer Praxisanleiterin, bei Herrn Galle die Antibiose anzuschließen, die der Nachtdienst gerade vorbereitet und bereits in sein Zimmer gestellt hat. Ebenfalls bittet man Sie, die Vitalparameter von Herrn Galle zu erheben.

Benötigtes Material:

- Zimmer mit Tisch, Stuhl und Patientenruf
- Krankenhausbett mit Simulationspuppe und Nachttisch
- Krankenhaushemdchen und normale Strümpfe
- periphere Venenverweilkanüle 18G (grün) linker Handrücken
- Medikamentendispenser mit Medikamenten, beschriftet mit anderen Patientendaten
- Infusionsständer, Kurzinfusion mit korrekten Patientenangaben, aber falscher Medikamentendosierung
- Strümpfe (keine Stoppersocken)
- volle Urinflasche mit Betthalterung
- Toilettenstuhl
- Becher mit Kaffee
- Aufgabenstellung je nach Teilnehmeranzahl ausgedruckt
- ggf. Stifte und Schreibunterlagen je nach Teilnehmeranzahl

Raumvorbereitung:

- Simulationspuppe Herr Galle liegt mit einem Krankenhaushemdchen und Strümpfen bekleidet im Bett, Bettgitter sind hochgezogen
- Nachttisch ist stark verschmutzt (Kaffeeflecken, Krümel u. ä.)

- Simulationspuppe hat einen grünen peripheren Venenverweilzugang am linken Handrücken, Verband ist teilweise abgelöst und blutverkrustet
- am Bettgitter hängt eine volle Urinflasche in der dazugehörigen Halterung
- auf dem Zimmertisch liegt ein Medikamentendispenser mit anderen Patientendaten
- Toilettenstuhl steht neben dem Bett, Bremsen sind nicht festgestellt
- Infusionsständer mit Kurzinfusion steht auf der korrekten Bettseite, Patientendaten sind korrekt, Medikamentendosierung falsch (anstatt mit 2 g Ceftriaxon mit 1 g beschriftet)

Sicherheitsrisiken:

Sicherheitsrisiken/Gefahr/Fehler	Beschreibung
pflegerische Maßnahme nicht durchgeführt trotz Indikation	Pat. erhält laut Dokumentation keine Bedarfsmedikation trotz Schmerzangabe
Medikamentenmanagement/falsche Medikamentendosierung	Antibiose ist falsch vorbereitet, hängt am Ständer neben dem Bett mit korrekten Patientendaten, aber anstatt 2 g Ceftriaxon mit 1 g beschriftet, Infusion ist nicht angeschlossen
Medikamentenmanagement/falsche Medikation	Medikamentendispenser mit falschem Namen liegt auf dem Zimmertisch, dadurch eventuell Einnahme falscher Medikamente
Aspirationsgefahr	Pat. ist eventuell nicht nüchtern bei OP, Becher mit Kaffee steht auf dem Nachttisch
nosokomiale Infektion	unzureichende Hygiene bei Verband der peripheren Venenverweilkanüle, ist teilweise abgelöst und blutig
Sturzgefahr/Socken	Pat. trägt normale Socken, könnte aufgrund fehlenden Gripps ausrutschen, Hausschuhe stehen nirgendwo
Sturzgefahr/Urinflasche	volle Urinflasche hängt am Patientenbett, Pat. wird gezwungen aufzustehen bei Harndrang
freiheitsentziehende Maßnahmen, Sturzgefahr, Verletzungsgefahr	durch Bettgitter kein Eigenständiges Verlassen des Bettes möglich, Bettgitter sind hochgestellt, es gibt keine Angaben dazu im Pflegebericht
Sturzgefahr/Toilettenstuhl	Toilettenstuhl ist ungebremst. Bremsen des Toilettenstuhls neben dem Bett sind nicht festgestellt
pflegerische Maßnahmen nicht durchgeführt trotz Indikation	keine Schmerzerfassung in der Pflegedokumentation trotz Angabe von Schmerzen durch Pat.
Hygiene	Patientenumgebung ist unrein, Nachttisch sehr verschmutzt (Kaffeeflecken, Krümel u. ä.)

Sonstiges:

- Patientenruf in Reichweite
- Zimmer ist bis auf Nachttisch ordentlich

Empfohlene Begleitdokumente:

- Arztbrief

Ärztliche Anordnungen (exemplarisch):

Was	Wie oft	Anmerkungen
Vitalparameter	3 x täglich	bei Blutdruck > 160 mmHg systolisch, Meldung an Dienstarzt
Gewicht	täglich	
Ernährung	nüchtern bis OP, danach Schonkost	

Medikation:

Medikament	Dosierung	Darreichung	morgens	mittags	abends	nachts
Ceftriaxon	2 g als Kurzinfusion	i. v.	8 Uhr	0	0	0
Metronidazol	500 mg	i. v.	8 Uhr	16 Uhr	0	24 Uhr
Paracetamol	1 g	i. v.	1	1	1	0
Bisoprolol	5 mg	p. o.	1	0	1	0
Metformin	500 mg	p. o.	1	1	1	0
Clexane®	60 mg	s. c.	0	0	1	0
Bedarfsmedikation						
Novaminsulfon	1 g	i. v.	bis zu 3-mal täglich bei Schmerzen			

Patientenkurve:

Datum	31.03.	01.04.
	abends	morgens
Größe 175 cm		
Gewicht (kg)	98	
Temperatur (°C)	37,1	

Blutdruck (mmHg)	160/90
Puls	87
Sauerstoffsättigung (SpO2)	98
Schmerz	
Stuhlgang	
Urinflasche (ml)	
peripherer Venenverweilkatheter 18G (grün) rechter Handrücken Verbandwechsel (alle 5 Tage und Bedarf):	↓

Pflegedokumentation:

Datum	Dienst	Verlauf
31.03.	SD	Pat. von Notaufnahme übernommen. Pat. ist übergewichtig, Haut und Zahnstatus intakt. Blutdruck erhöht, Dienstarzt informiert. Weitere Vitalparameter o. B. Pat. gibt Schmerzen an und kann aufgrund dessen schlecht aufstehen, erhält Toilettenstuhl und Urinflasche. Pat. ist Selbstversorger.
	ND	Pat. schläft die meiste Zeit. Schmerzen weiterhin vorhanden.

2.1.4 Fallbeispiel 4

3. Ausbildungsdrittel
Akutpflege, Patientenzimmer, Internistische/Pulmologische Station
Kompetenzbereiche:

- Kompetenzbereich I
  - Pflegeprozess und Pflegediagnostik in akuten und dauerhaften Pflegesituationen verantwortlich planen, organisieren, gestalten, durchführen, steuern und evaluieren
- Kompetenzbereich II
  - Kommunikation und Beratung personen- und situationsorientiert gestalten
- Kompetenzbereich III
  - intra- und interprofessionelles Handeln in unterschiedlichen systemischen Kontexten verantwortlich gestalten und mitgestalten

Stammblatt:

Name, Vorname, Jahrgang:	Lunge, Luise, geb. 1960
Diagnose: (ggf. in Haupt- und Nebendiagnosen aufteilen)	Hauptdiagnose: • infektexazerbierte COPD bei bekannter COPD GOLD 2C Nebendiagnosen: • chronische Herzinsuffizienz • Hypertonie • Kachexie • Osteoporose • Nikotinabusus
Allergien:	• Laktoseintoleranz
aktuelles Leiden:	• starke Dyspnoe mit Husten und Auswurf • Reduktion des Allgemeinzustandes
Diagnostik:	• Labor • Blutkulturen • Röntgen Thorax
körperliche/geistige Einschränkungen und Besonderheiten:	• Brillenträgerin, aufgrund der Dyspnoe ist sie zurzeit auf den Rollator angewiesen • benötigt ebenfalls Hilfe bei der Körperpflege an der Bettkante, periphere Venenverweilkanüle 20G (rosa) linker Handrücken
sozialer Status:	• wohnt allein, ist verwitwet • Ehemann starb vor zehn Jahren im Alter von 53 an Lungenkrebs • keine Kinder • war bis zur Diagnosestellung vor zwei Jahren starke Raucherin • jetzt raucht sie deutlich weniger und versucht weiter aufzuhören

Situationsbeschreibung:

Sie sind zurzeit auf einer internistischen, pulmologischen Station in der Akutpflege eingesetzt. Heute ist der 01.04.2022 und Sie kommen zum Spätdienst. Bei der Übergabe wird berichtet, dass Frau Lunge seit gestern Abend sehr unruhig ist und einen starken Drang entwickelt nach draußen zu gelangen. Zudem ist sie weiterhin stark geschwächt durch die Dyspnoe, in der Regel liegt ihre Sauerstoffsättigung um die 92 %. Zudem ist sie sehr kachektisch.

Frau Lunge kam vor zwei Tagen wegen einer infektexazerbierten COPD bei bekannter COPD GOLD 2C zu Ihnen auf Station. Sie wohnt allein in einer Wohnung. Ihr Mann ist vor zehn Jahren an einem Lungenkarzinom gestorben. Bis zur Diagnosestellung vor zwei Jahren war sie starke Raucherin, mittlerweile raucht sie laut eigener Aussage sehr wenig. Im Alltag ist sie noch nicht stark durch ihre Erkrankung eingeschränkt, sie ist nur nicht mehr so ausdauernd, kann nur kurze Strecken gehen und kommt schnell »aus der Puste«. Sie sollen nach der Übergabe bei Frau Lunge die Vitalwerte erfassen.

Benötigtes Material:

- Zimmer mit Tisch, Stuhl und Patientenruf
- Krankenhausbett mit Simulationspuppe in eigener Kleidung und Nachttisch
- periphere Venenverweilkanüle 20G (rosa) linker Handrücken
- liegender Urindauerkatheter
- Sauerstoffnasenbrille und korrekt bestückter Wandanschluss
- Toilettenstuhl
- Rollator
- leerer Joghurtbecher und Löffel
- Injektionsspritze mit Thromboseprophylaxe-Medikament und korrekten Patientendaten, aber mit gestrigem Datum (31.03.2022)
- originalverpackter Atemtrainer
- Aufgabenstellung je nach Teilnehmeranzahl ausgedruckt
- ggf. Stifte und Schreibunterlage je nach Teilnehmeranzahl

Raumvorbereitung:

- Simulationspuppe liegt mit eigener Kleidung bekleidet im Bett
- Patientenruf ist vom Bett gerutscht und hängt an der Seite des Bettes
- liegender Urindauerkatheter hängt auf korrektem Niveau an der Seite des Bettes
- Frau Lunge trägt Sauerstoffnasenbrille korrekt, Schlauch ist nicht an Wandanschluss angeschlossen und hängt lose über Kopfteil des Bettes
- Injektionsspritze mit Thromboseprophylaxe-Medikament und korrekten Patientendaten, aber mit gestrigem Datum (31.03.2022) liegt ganz hinten auf dem Nachttisch
- leerer Joghurtbecher und Löffel liegen auf dem Nachttisch
- originalverpackter Atemtrainer steht auf dem Zimmertisch
- festgestellter Toilettenstuhl steht außerhalb der Reichweite von Frau Lunge am anderen Ende des Zimmers
- die Gehhilfe (Rollator) steht vor der Zimmertür

Sicherheitsrisiken:

Sicherheitsrisiken/Gefahr/Fehler	Beschreibung
Umgang mit Sauerstoff/Sauerstoffnasenbrille/Reduzierung Sauerstoffsättigung	- Sauerstoffnasenbrille ist diskonnektiert und nicht am Wandanschluss angeschlossen, hängt lose über dem Kopfteil
Sturzgefahr/Toilettenstuhl	- Toilettenstuhl ist nicht in direkter Reichweite

2.1 Fallbeispiele für die Stationäre Akutpflege

Sicherheitsrisiken/Gefahr/ Fehler	Beschreibung
Sturzgefahr/Gehhilfe	• keine Gehhilfe im Zimmer vorhanden, Rollator steht vor dem Patientenzimmer an der Tür
Sturzgefahr/Patientenruf	• Patientenruf vom Bett gerutscht, liegt neben dem Bett/hängt an der Seite herunter
nosokomiale Infektion	• Anlage eine Blasendauerkatheters ohne Indikation
Ernährung/bei Laktoseintoleranz	• normaler Joghurt trotz Laktoseintoleranz
Sturzgefahr	• Pat. hat eventuellen starken Stuhldrang nach dem Essen des laktosehaltigen Joghurts
Medikamentenmanagement/falsche Medikation	• Gefahr einer Thrombose durch unterlassene Gabe von der subkutanen Injektion der Thromboseprophylaxe
Medikamentenmanagement/fehlende Medikation	• keine Anordnung von Nikotinpflaster trotz Nikotinabusus, dadurch Zustandsverschlechterung durch Entzugserscheinungen • ärztliche Anordnung fehlt trotz korrekter Anamnese • kein Zubehör für die ärztlich angeordnete Inhalationstherapie im Zimmer vorhanden, Medikament in der Fieberkurve nicht abgezeichnet
Medikamentenmanagement/fehlende Maßnahme	• trotz ärztlicher Anordnung ist kein Atemtrainer in Reichweite

Sonstiges:

- Bett ist runtergefahren und Bettseitenteile sind unten
- Rollator vor der Tür steht nicht im Weg und ist gebremst

Empfohlene Begleitdokumente:

- Arztbrief

Anordnungen (exemplarisch):

Was	Wie oft	Anmerkungen
Vitalparameter	3 x täglich	bei SpO2 < 90 % bitte Meldung an Dienstarzt
Sauerstofftherapie	2 LO2 bei Dyspnoe	
Atemtrainer	3 x täglich	
Inhalation mit Salbutamol und Atrovent®	3 x täglich	

Was	Wie oft	Anmerkungen
Ernährung	hochkalorische Kost	
Gewicht	täglich	bei Gewichtsabnahme bitte Meldung an Dienstarzt

Medikation (exemplarisch):

Medikament	Dosierung	Darreichung	morgens	mittags	abends	nachts
Amoxicillin	1,2 g als Kurzinfusion	i. v.	8 Uhr	16 Uhr	24 Uhr	0
Bisoprolol	5 mg	p. o.	1	0	1	0
Ramipril	2,5 mg	p. o.	1	0	0	0
Clexane®	20 mg	s. c.	0	0	1	0
Bedarfsmedikation						
Paracetamol	1 g	i. v.	bis zu 3-mal täglich bei Schmerzen und/oder Fieber			

Patientenkurve:

Datum	30.03.		31.03.			01.04.
	mittags	abends	morgens	mittags	abends	morgens
Größe 163 cm						
Gewicht (kg)	48		47,8			48,1
Temperatur (°C)	38,7	37,8	37,2	37,3	38,1	37,6
Blutdruck (mmHg)	158/81	148/79	152/80	148/79	146/79	151/80
Puls	89	82	86	78	91	78
Sauerstoffsättigung (SpO2)	90	92	91	91	91	92
Schmerz	0	0	0	0	0	0
Stuhlgang			I			
Urindauerkatheter (ml)	↓	800	400	600	500	
Inhalation mit Salbutamol und Atrovent®	I					

peripherer Venenverweilkatheter 20G (rosa) rechter Handrücken Verbandwechsel (alle 5 Tage und Bedarf):	↓

Pflegedokumentation (exemplarisch):

Datum	Dienst	Verlauf
30.03.	SD	Pat. von Notaufnahme übernommen. Pat. hat starken Dyspnoe und benötigt Sauerstoff. Ist sehr kachektisch, Hautzustand intakt, Zahnstatus o. B. Blutdruck leicht erhöht, SpO2 niedrig bei 89 %, Dienstarzt weiß Bescheid. Temperatur weiterhin leicht erhöht. Pat. hustet stark, hat gelblichen Auswurf. Allgemeinzustand der Pat. eher schlecht.
	ND	Pat. wird durch Husten öfter geweckt, schläft ansonsten durch
31.03.	FD	Pat. hat immer noch Dyspnoe, ist dadurch sehr schlecht zu Fuß, erhält Rollator als Gehhilfe. Pat. versorgt sich mit kleinen Hilfestellungen an der Bettkante allein, ist aber schnell außer Atem. Medikation erhalten. Vitalparameter unauffällig. Pat. hat minimal an Gewicht verloren, Dienstarzt wurde informiert
	SD	Pat. wirkt unruhig, fragt öfter nach einem Rollstuhl, damit sie nach draußen und umher fahren könne. Nimmt ab und zu Sauerstoff ab, weil es sie störe. Dyspnoe weiterhin vorhanden, aber mit deutlicher Besserung, hustet weiterhin mit Auswurf
	ND	Pat. ist weiterhin sehr unruhig, dreht sich viel im Bett. Dyspnoe wieder stärker, Husten bessert sich. Eventuell morgen medikamentöse Hilfe zum Schlafen anfragen.
01.04.	FD	Pat. wirkt gestresst, auf die Frage danach antwortet Pat., dass sie dringend mal hier raus müsse, aber für den weiten Weg einen Rollstuhl bräuchte, ansonsten sei nichts laut Pat. Pat. mit Hilfe an Bettkante versorgt, Haut und Zahnstatus intakt. Medikamente nach Plan.

2.2 Fallbeispiele für die Stationäre Langzeitpflege

2.2.1 Fallbeispiel 1

1. Ausbildungsdrittel/Orientierungseinsatz
Stationäre Langzeitpflege, Wohnbereich eines Altenheims

- Kompetenzbereich I
  - Pflegeprozess und Pflegediagnostik in akuten und dauerhaften Pflegesituationen verantwortlich planen, organisieren, gestalten, durchführen, steuern und evaluieren
- Kompetenzbereich II
  - Kommunikation und Beratung personen- und situationsorientiert gestalten

Stammblatt:

Name, Vorname, Jahrgang:	Brot, Bernd, geb. 1942
Diagnosen: (ggf. in Haupt- und Nebendiagnosen aufteilen)	Hauptdiagnose: • Alzheimer-Demenz • Diabetes mellitus Typ 2 • arterielle Hypertonie Nebendiagnose: • Alkoholabusus • Laktoseintoleranz • Glutenunverträglichkeit
Allergien:	• keine bekannten Allergien
aktuelles Leiden:	• allgemeine Unterstützung im Alltag
Diagnostik: (nicht in jedem Setting benötigt)	• keine Relevanz
körperliche/geistige Einschränkungen und Besonderheiten:	• vermehrt durcheinander und baut zunehmend ab
sozialer Status:	• ist verwitwet • Kinder kommen regelmäßig zu Besuch und bringen ihm Bier und Weinbrand mit

Situationsbeschreibung:

Herr Brot ist schon längere Zeit verwitwet und lebt schon einige Jahren in der Pflegeeinrichtung. Seit kurzem verschlechtert sich seine Alzheimer-Demenz und er wird zunehmend vergesslicher. Der Diabetes mellitus Typ 2 ist relativ gut eingestellt. Das Messen des Blutzuckers und die Insulingabe wird von den Pflegekräften im

Seniorenheim übernommen.

Zu seinen Kindern hat er nach wie vor einen guten Kontakt. Die Kinder kommen regelmäßig und bringen Herrn Brot sein Lieblingsgetränk – Weizenbier – mit. Dies bekommt ihm jedoch aufgrund seiner Glutenunverträglichkeit nicht sehr gut.

Sie sind neu auf dem Wohnbereich und es ist Ihr erster Spätdienst. Das Abendbrot steht an und Sie helfen das erste Mal beim Abendessen und bei der Medikamentengabe mit. Herr Brot isst gerne deftig und ist bereits in der Wohnküche an seinem Platz.

Benötigtes Material:

- Puppe
- Stuhl
- Tisch
- Teller und Besteck/Abendbrot
- Rollator (kaputt, ramponiert)
- Bierflaschen/Weizenbier
- Jogurt zum Nachtisch
- Medikamentendispenser mit falschem Namen

Raumvorbereitung:

- Puppe sitzt am Tisch, ohne Schuhe, nur mit Strümpfen
- Abendbrot ist gerichtet, Dinkelbrot (hat am meisten Gluten)
- Abendbrot ist Vollkost, keine diabetische Mahlzeit
- Rollator steht bepackt mit Weinbrand und Weizenbier in der Nähe von Herr Brots Tisch
- Rollator ist stark ramponiert, kein Profil mehr auf den Reifen
- Bremsschläuche des Rollators sind »durchgeschnitten«/gelöst und hängen irgendwie rum
- Medikamentendispenser hat einen anderen/falschen Namen

Sicherheitsrisiken:

Sicherheitsrisiko/Gefahr/Fehler	Beschreibung
Sturzgefahr/Strümpfe	• kein Tragen von Schuhen oder Stoppersocken, er sitzt bzw. läuft mit Strümpfen
Sturzgefahr/Rollator	• ramponierter Rollator, kein Profil der Reifen – Rutschgefahr; Bremskabel hängt herum/Gefahr des Hängenbleibens • Bremsen sind nicht funktionsfähig, kein Bremsen bei Bedarf möglich

Sicherheitsrisiko/Gefahr/ Fehler	Beschreibung
Sturzgefahr/Alkoholkonusm	• zu hoher Alkoholkonsum durch Weizenbier und Weinbrand
falsche Medikamenteneinnahme	• Medikamentendispenser sind vertauscht, Gefahr der Falscheinnahme/Medikamentendosierung
Ernährung/Glutenunverträglichkeit	• falsche Kostform (Dinkelbrot)
Ernährung/Hyperglykämie	• Essen und alkoholische Getränke haben Auswirkungen auf den Blutzuckerspiegel
Ernährung/bei Laktoseintoleranz	• Jogurt wird zum Nachtisch angeboten, keine entsprechende angepasste Kost auf Laktoseintoleranz
Dokumentation/unvollständige Informationen/Pflegeprozess	• fehlende Weitergabe/Informationen bzgl. der Glutenunverträglichkeit/Laktoseintoleranz an Küche/Essensvorbereitung

Sonstiges:

- Blutzuckermessgerät und Insulinpen sind vorbereitet und korrekt
- arterielle Hypertonie ist gut eingestellt

Empfohlene Begleitdokumente:

- Durch Begleitdokumente wie Arztbriefe, Befunde, Medikation, Anordnungen, Fieberkurve, Pflegedokumentation, Wunddokumentation usw. können die Fallbeispiele in ihrer Komplexität gesteigert werden.

2.2.2 Fallbeispiel 2

**1. Ausbildungsdrittel
Stationäre Langzeitpflege, Wohnbereich eines Altenheims,
Kompetenzbereiche:**

- Kompetenzbereich I
  - Pflegeprozess und Pflegediagnostik in akuten und dauerhaften Pflegesituationen verantwortlich planen, organisieren, gestalten, durchführen, steuern und evaluieren
- Kompetenzbereich II
  - Kommunikation und Beratung personen- und situationsorientiert gestalten

Stammblatt:

Name, Vorname, Jahrgang:	Herz, Hanni, geb. 1930
Diagnosen: (ggf. in Haupt- und Neben- diagnosen aufteilen)	Hauptdiagnose: • Alzheimer-Demenz • Herzinsuffizienz Nebendiagnose: • Inkontinenz • Chronisch obstruktive Lungenerkrankung (COPD)
Allergien:	• keine bekannten Allergien
aktuelles Leiden:	• Verschlechterung des Allgemeinzustandes
Diagnostik: (nicht in jedem Setting benötigt)	• keine Relevanz
körperliche/geistige Einschränkungen und Besonderheiten:	• baut zunehmend ab • vermehrter Rückzug in ihre eigene Welt
sozialer Status:	• verwitwet • hat eine sehr liebevolle Familie

Situationsbeschreibung:

Frau Herz liebt es sich elegant zu kleiden. Beruflich war sie als Vorstandssekretärin tätig. Sie hat immer sehr auf ihr Äußeres geachtet. Sie lebte vor Einzug ins Seniorenheim mit ihrem Mann in einer schönen Villa am Standrand und hat immer Personal gehabt. Ihr Mann war Geschäftsführer des familieneigenen Unternehmens und ist vor kurzem verstorben. Frau Herz hat eine sehr liebe Familie, die sich bisher sehr um sie gekümmert hat.

Der Tod des Ehemannes hat Frau Herz sehr mitgenommen und sie hat sowohl körperlich als auch geistig sehr abgebaut. Ein Umzug in ein Seniorenheim war unumgänglich. Frau Herz lebt jetzt seit kurzen in der Einrichtung. Durch die Herzinsuffizienz und die COPD hat Frau Herz vermehrt Luftnot und benötigt nachts Sauerstoff und manchmal auch am Tag, wenn sie sich sehr aufregt. Durch die Inkontinenz trägt Frau Herz Einlagen, die regelmäßig von den Pflegenden gewechselt werden. Das ist Frau Herz sehr unangenehm.

Sie sind im Frühdienst. Gemeinsam mit der Praxisanleitenden unterstützen Sie Frau Herz bei der Körperpflege. Sie finden Frau Herz in ihrem Zimmer sitzend auf dem Bett. Sie ist bereits vollständig angekleidet.

Benötigtes Material:

- Puppe
- Rock und Bluse (schöne Kleidung), Handtasche

- Pflegebett
- Nachttisch
- Kompressionsstrümpfe
- leere Wasserflasche
- Inkontinenzmaterial
- Rollator
- tragbares Sauerstoffgerät und Sauerstoffnasenbrille
- zwei Medikamentendispenser mit gefüllten Tabletten

Raumvorbereitung:

- Pflegebett ist ganz hochgefahren
- Puppe gut gekleidet, sitzend auf dem Pflegebett, Beine berühren nicht den Boden
- Puppe hat Handtasche umhängen, die Handtasche ist mit Inkontinenzmaterial gepackt
- Puppe trägt kein Inkontinenzmaterial
- Puppe hält in der anderen Hand die Fernbedienung für das Bett (sie hat eigenständig das Bett hochgefahren)
- Kompressionsstrümpfe sind runtergezogen und hängen an den Knöcheln
- Inkontinenzmaterial hängt »zum Trocken« auf der Heizung
- vor dem Bett ist es nass (entweder Urin oder umgekipptes Wasser)
- portables Sauerstoffgerät – »voll aufgedreht«
- Sauerstoffnasenbrille hat Puppe korrekt an – ist jedoch nicht an das Sauerstoffgerät angeschlossen/rausgerutscht/abgestöpselt
- zwei Medikamentendispenser gefüllt mit Tabletten (entweder beide von der gleichen Person oder unterschiedliche Namen)

Sicherheitsrisiken:

Sicherheitsrisiko/Gefahr/ Fehler	Beschreibung
Sturzgefahr/Bett	• Pflegebett ist zu hoch, kein Bodenkontakt, beim Aufstehen besteht Risiko »runter« zu rutschen oder zu stürzen
Sturzgefahr/Kompressionsstrümpfe	• nicht sachgerechter Umgang mit den Kompressionsstrümpfen/Stolpern beim Aufstehen durch runtergerutschte Kompressionsstrümpfe
Sturzgefahr/Gefahr einer Thrombose	• nicht sachgerechter Umgang mit Kompressionsstrümpfen
Sturzgefahr/Nässe vor dem Bett	• Nässe vor dem Bett, entweder durch Urin oder umgekipptes Wasser

Sicherheitsrisiko/Gefahr/ Fehler	Beschreibung
Dokumentation/unvollständige Informationen/Pflegeprozess/Pflegedokumentation/Inkontinenz	• Verhaltensänderungen nicht erkannt/bekannt: – Inkontinenzmaterial hängt zum Trocknen auf der Heizung/Inkontinenzmaterial ist in Handtasche versteckt = Schamgefühl – fehlendes Ableiten von individuellen Maßnahmen, fehlende Informationen/Assessment, keine Übersicht/Kontrolle
Inkontinenz/Gefahr von Infektionen im Intimbereich	• fehlende Kontrolle über ggf. Hautveränderungen im Intimbereich
Umgang mit Sauerstoffgerät/Gefahr von Hyperkapnie/Azidose	• nicht sachgerechter Umgang mit der Sauerstoff-Flasche, falsche Gabe an Sauerstoff
Umgang mit Sauerstoffgerät/Sauerstoffnasenbrille	• Sauerstoffnasenbrille ist »abgestöpselt«/rausgerutscht und nicht am Sauerstoffgerät angeschlossen • falscher Umgang mit dem Sauerstoffgerät und Unterversorgung bei Atemnot
Medikamentenmanagement/Medikamentendispenser	• Gefahr der Falscheinnahme/Doppelteinnahme

Empfohlene Begleitdokumente:

- ärztliche Anordnung, Sauerstoffgabe

2.2.3 Fallbeispiel 3

2. Ausbildungsdrittel
Stationäre Langzeitpflege, Wohnbereich eines Altenheims

- Kompetenzbereich I
  - Pflegeprozess und Pflegediagnostik in akuten und dauerhaften Pflegesituationen verantwortlich planen, organisieren, gestalten, durchführen, steuern und evaluieren
- Kompetenzbereich II
  - Kommunikation und Beratung personen- und situationsorientiert gestalten
- Kompetenzbereich III
  - intra- und interprofessionelles Handeln in unterschiedlichen systemischen Kontexten verantwortlich gestalten und mitgestalten

Stammblatt:

Name, Vorname, Jahrgang:	Muskel, Martin, geb. 1959
Diagnosen: (ggf. in Haupt- und Nebendiagnosen aufteilen)	Hauptdiagnose: • Multiple Sklerose Nebendiagnose: • Sensibilitätsstörungen • Gangunsicherheit
Allergien:	• Nussallergie
aktuelles Leiden:	• Verschlechterung des Allgemeinzustandes
Diagnostik: (nicht in jedem Setting benötigt)	• keine Relevanz
körperliche/geistige Einschränkungen und Besonderheiten:	• zeitweise stark körperlich und in der Bewegung eingeschränkt
sozialer Status:	• ledig und lebt zurückgezogen • zwangloser Kontakt zu seinem Bruder

Situationsbeschreibung:

Herr Muskel ist ein rüstiger Junggeselle, der eher zurückgezogen lebt. Er isst gerne und hat auch selbst immer sehr gerne und viel gekocht. Er lebte alleine in einer ebenerdigen Wohnung, hat sich jedoch vor ca. einem halben Jahr entschieden, in das Seniorenheim zu ziehen. Er ist Informatiker und hat immer gut verdient und leistet sich jetzt ein schönes, großes Zimmer mit Balkon.

Es ist Sommer und Herr Muskel genießt die Zeit auf seinem Balkon. Der Belag des Balkons ist nicht eben, gerifelt und aus Metall, was sehr schnell heiß wird. Vor ein paar Tagen ist Herr Muskel dort durch die Unebenheiten und die Sensibilitäts- und Gleichgewichtsstörungen gefallen. Herr Muskel hat zudem nicht bemerkt, wie heiß die Metallplatten sind. Herr Muskel lag einige Zeit auf dem Rücken und robbte sich dann zurück ins Zimmer. So hat er sich mehrere Wunden und Verbrennungen 2. Grades an beiden Füßen und dem Gesäß zugezogen.
Herr Muskel sitzt sonst sehr gerne und viel in seinem Rollstuhl oder auf seinem Sofa. Herr Muskel hat einen Dekubitus am Steiß entwickelt.

Sie sind im Spätdienst, mit Ihrem Praxisanleiter sollen Sie sich heute die Wunden anschauen. Sie kommen zeitgleich mit der Betreuungsassistenz im Zimmer an. Die Betreuungsassistenz möchte mit Herrn Muskel ein Schwätzchen halten, ein Stück Nusskuchen essen und Kaffee trinken.

Benötigtes Material:

- Puppe mit Kleidung
- Rollstuhl
- altes, plattes, durchgesessenes Kissen für Rollstuhl
- Sofa/Sitzgelegenheit, Esstisch
- Verbandmaterial
- Nusskuchen, Kaffee

Raumvorbereitung:

- Puppe ist angezogen und sitzt auf einem Sofa oder einer Sitzmöglichkeit
- Puppe hat Wundverbände um beide Füße
- Wundverbände lösen sich auf und sind durchgeblutet (Simulation »rot anmalen« oder mit Wasserfarbe rot/bräunlich durchtränken)
- Rollstuhl steht ungebremst in der Nähe
- im Rollstuhl liegt ein durchgesessenes, plattes Kissen
- Nusskuchen und Kaffee stehen auf dem Esstisch

Sicherheitsrisiken:

Sicherheitsrisiko/Gefahr/Fehler	Beschreibung
Sturzgefahr/Rollstuhl	• beim Aufstehen und Umsetzen in den ungebremsten Rollstuhl
Sturzgefahr/Metallbelag Balkon	• gewellte/geriffelte Metallplatten, ungesichert, ohne weiteren Belag, auf dem Balkon
Gefahr der Verbrennung/Metallbelag Balkon	• gewellte/geriffelte Metallplatten werden zu heiß
Sturzgefahr/Sensibilitätsstörungen	• an beiden Füßen Wundverbände und Sensibilitätsstörungen – Wegrutschen beim Aufstehen und Umsetzen in den Rollstuhl
Dekubitusgefahr/Sensibilitätsstörungen	• durch langes Sitzen auf dem Sofa/Rollstuhl – Gefahr des Dekubitus am Gesäß/Gefahr der Verschlechterung des bereits vorhandenen Dekubitus
Dekubitusgefahr	• altes, plattes Kissen, kein adäquates Sitzkissen zur Dekubitusprophylaxe
Nussallergie/anaphylaktischer Schock	• Auslöser Nusskuchen
Wundverbände/Infektionsgefahr	• Wundverbände sind nicht sach- und fachgerecht angewendet

Sicherheitsrisiko/Gefahr/Fehler	Beschreibung
Dokumentation/unvollständige Informationen/Pflegedokumentation/Pflegeprozess/Sensibilitätsstörungen/fehlendes Schmerzempfinden	• kein oder geringes Schmerzempfinden, fehlende Infos in der Pflegeplanung/Assessments/Ableiten von Maßnahmen
Dokumentation/unvollständige Informationen/Pflegedokumentation/Pflegeprozess/Dekubitusgefahr	• Dekubitusrisiko nicht erkannt, kein Hinweis in der Pflegedokumentation/langes Sitzen/keine Prophylaxen abgeleitet
Dokumentation/unvollständige Informationen/Pflegedokumentation/Pflegeprozess/Sturzrisiko	• Sturzrisiko nicht erkannt, kein Hinweis in der Pflegedokumentation/keine Maßnahmen abgeleitet
Dokumentation/unvollständige Informationen/Pflegedokumentation/Pflegeprozess/Schmerzempfinden	• in Anamnese aufgeführt, aber keine weiteren Maßnahmen wie Beratung etc. abgeleitet
Dokumentation/unvollständige Informationen/Pflegedokumentation/Pflegeprozess/Dekubitus	• Dekubitus in der Analfalte findet sich nicht in der Pflegedokumentation wieder, kein Hinweis auf Versorgung/Verband etc.

Sonstiges:

- Diagnose Herzinsuffizienz ist nicht relevant für dieses Fallbeispiel

Empfohlene Begleitdokumente:

- Anamnese und Risikoeinschätzung
- Maßnahmenplanung
- ggf. Assessments

2.2.4 Fallbeispiel 4

2. Ausbildungsdrittel
Stationäre Langzeitpflege, Wohnbereich eines Altenheims

- Kompetenzbereich I
  - Pflegeprozess und Pflegediagnostik in akuten und dauerhaften Pflegesituationen verantwortlich planen, organisieren, gestalten, durchführen, steuern und evaluieren
- Kompetenzbereich II

- Kommunikation und Beratung personen- und situationsorientiert gestalten
- Kompetenzbereich III
  - intra- und interprofessionelles Handeln in unterschiedlichen systemischen Kontexten verantwortlich gestalten und mitgestalten

Stammblatt:

Name, Vorname, Jahrgang:	Yorgun, Yeliz, geb. 1931
Diagnosen: (ggf. in Haupt- und Nebendiagnosen aufteilen)	Hauptdiagnose: • z. N. Apoplex 2014 • Aphasie/Wortfindungsstörung • Herzinsuffizienz Nebendiagnose: • Verschluss Ateria poplitea rechts • Dekubitus rechte und linke Ferse • Schmerzsyndrom
Allergien:	• keine bekannt
aktuelles Leiden:	• Verschlechterung des Allgemeinzustandes • zunehmende Wortfindungsstörungen
Diagnostik: (nicht in jedem Setting benötigt)	• keine Relevanz
körperliche/geistige Einschränkungen und Besonderheiten:	• spricht langsam und undeutlich • braucht sehr lange, um zu antworten
sozialer Status:	• lebt schon sehr lange in Deutschland (Migrationshintergrund) und hat eine große Familie, die sich liebevoll kümmert

Situationsbeschreibung:

Frau Yorgun lebt seit einigen Monaten im Seniorenheim. Der Umzug war sehr gewöhnungsbedürftig für sie, denn Frau Yorgun ist von ihrer Familie getrennt. Infolge ihres Schlaganfalls hat sie eine Aphasie, die sich vor allem in Wortfindungsschwierigkeiten äußert. Das Sprechen fällt ihr noch schwerer und sie braucht lange für ihre Antworten. Das belastet Frau Yorgun sehr. Zudem geht es ihr nicht gut, ihr Allgemeinzustand hat sich sehr verschlechtert. Sie hat viel an Gewicht verloren. Frau Yorgun hat seit kurzem Pflegegrad 5 und liegt im Bett.

Sie hat an beiden Fersen einen Dekubitus und am linken Bein eine große, offene Wunde, die mit einer VAC-Pumpe versorgt wird. Die Wundversorgung mit der VAC-Pumpe wird von einem externen Wundmanager übernommen.

Sie stehen kurz vor dem Examen und Frau Yorgun ist Ihre Bewohnerin, die Sie in der praktischen Prüfung versorgen. Zur Prüfungsvorbereitung setzten Sie sich intensiv mit der Situation auseinander. Ihre Praxisanleiterin steht Ihnen für Fragen zur Verfügung.

Benötigtes Material:

- Puppe, mit Nachthemd
- Pflegebett mit Rufanlage/Klingel
- Pflegerollstuhl mit Weichlagerungskissen
- Weichlagerungsmatratze
- Verbandmaterial
- Simulation VAC-Pumpe
- Gebiss/Zahnprothese
- Fentanylpflaster/Reste der Verpackung
- Fentanylnasenspray
- drei oder mehr gefüllte Tropfenbecher mit Lactulose
- Gentamycin Augensalbe
- »benutzte« Handschuhe
- Bettgitter
- Bettlaken

Raumvorbereitung:

- Puppe liegt im Nachthemd auf dem Rücken im Pflegebett mit Weichlagerungsmatratze
- Puppe hat Wundverbände um beide Füße/Fersen
- Fersen sind nicht »freigelagert«
- Pflegerollstuhl steht ordnungsgemäß im Zimmer mit entsprechendem Weichlagerungskissen
- Gebiss/Zahnprothese liegt »trocken« auf dem Nachttisch
- Fentanylpflaster ist aufgeklebt, die Verpackungsreste liegen im Bett
- Fentanylnasenspray steht offen auf dem Nachtschrank und ist nicht mit Anbruchsdatum gekennzeichnet
- gefüllte Lactulose-Tropfenbecher stehen unangerührt auf dem Nachttisch
- Schlauch der VAC-Pumpe liegt ungünstig unter dem Bein/Rücken/Steiß
- VAC-Pumpe ist nicht eingeschaltet
- Augensalbe liegt ebenfalls offen auf dem Nachttisch und ist nicht mit Anbruchsdatum gekennzeichnet
- »benutzte« Handschuhe liegen mit Verpackungsresten im Bett
- Bettgitter sind hochgezogen
- Bettlaken ist zusammengefaltet und liegt als Inkontinenzunterlage im Bett, Puppe liegt drauf, Puppe hat keine weitere Inkontinenzversorgung
- Klingel ist sachgerecht in Reichweite

2.2 Fallbeispiele für die Stationäre Langzeitpflege

Sicherheitsrisiken:

Sicherheitsrisiko/Gefahr/ Fehler	Beschreibung
Dokumentation/unvollständige Informationen/Freiheitseinschränkende Maßnahmen (FEM)	• Bettgitter ist hochgezogen, kein Hinweis in der Pflegedokumentation auf eine Einwilligung und/oder richterlichen Beschluss
nicht sachgerechter Umgang VAC-Pumpe	• fehlende Funktionalität, VAC-Pumpe ist nicht eingeschaltet, somit nicht funktionsfähig, keine fachgerechte Versorgung der Wunde am Bein
Dekubitusrisiko/VAC-Pumpe	• Schlauch der VAC-Pumpe liegt ungünstig bzw. Bewohnerin liegt auf dem Schlauch; Gefahr von weiteren Druckstellen
Dekubitusrisiko/Lagerung	• Fersen sind nicht entsprechend bzw. ausreichend gelagert • Wundverband der Fersen reicht nicht aus
Dokumentation/unvollständige Informationen/Pflegeprozess/Pflegeplanung/Dekubitusrisiko	• keine geeigneten bzw. der Situation entsprechenden Positionierungsmaßnahmen in der Maßnahmenplanung abgeleitet
Dokumentation/unvollständige Informationen/Pflegeprozess/Pflegeplanung/Kontrakturenprophylaxe	• keine erkennbaren prophylaktischen Maßnahmen/Lagerungen abgeleitet
Dokumentation/unvollständige Informationen/Pflegeprozess/Pflegeplanung/Gewichtsverlust/Reduzierung des Allgemeinzustandes	• starker Gewichtsverlust; keine Hinweise auf Ess- und Trinkverhalten im Pflegebericht bzw. auf gravierende AZ-Verschlechterung
Ernährung/Hygiene/Zahnprothese	• Zahnprothese nicht eingesetzt, liegt auf dem Nachttisch • hygienisch/pflegerischer Umgang mit Zahnprothese
Infektionsrisiko/Augensalbe/ Nasenspray	• offene Augensalbe, offenes Fentanylnasenspray
Medikamentenmanagement/keine Kennzeichnung	• keine Kennzeichnung Anbruchsdatum/sachgerechter Umgang mit Medikamenten
Hygienerisiko/Verpackung/ benutzte Handschuhe im Bett	• offene Verpackung/Fentanylpflaster/benutzte Handschuhe im Bett
Obstipationsgefahr	• Lactulosebecher stehen unberührt auf dem Nachttisch
fehlerhafte Inkontinenzversorgung	• keine Inkontinenzversorgung/als Inkontinenzunterlage wurde ein gefaltetes Bettlaken verwendet
Infektionsgefahr/Inkontinenzversorgung/Gefahr einer Dermatitis	• langes Liegen in Urin, bei »falscher« Inkontinenzversorgung

Sicherheitsrisiko/Gefahr/ Fehler	Beschreibung
Dokumentation/unvollständige Informationen/Pflegeprozess/Pflegeplanung/Gefahr von nicht erkannten Schmerzen	• keine Schmerzerfassung in der Anamnese, keine Maßnahmen im Maßnahmenplan geplant oder explizit erwähnt, Schmerzrisiko nicht erkannt
Gefahr der Vereinsamung	• kein adäquates/individuelles Beschäftigungsangebot
Dokumentation/unvollständige Informationen/Pflegeprozess/Pflegeplanung/Verkennen der Gesamtsituation	• Insgesamt nicht stimmig. Risiken nicht adäquat erkannt, keine Evaluation nach AZ-Verschlechterung, Maßnahmenanpassung. Pflegebericht insgesamt keine gute schriftliche Dokumentation

Sonstiges:

- Weichlagerungsmatratze und Weichlagerungskissen sind richtig
- Pflegerollstuhl ist sach- und fachgerecht
- Wunddokumentation ist ausführlich beschrieben und wird durch den externen Wundmanager dokumentiert

Empfohlene Begleitdokumente:

- Pflegedokumentation
- Anamnese, Risikoeinschätzung
- Maßnahmenplan
- Medikamentenplan
- Gewichtsverlauf
- Pflegebericht

2.3 Fallbeispiele für die Ambulante Pflege

2.3.1 Fallbeispiel 1

1. Ausbildungsdrittel/Orientierungseinsatz
Ambulantes Versorgungssetting

- Kompetenzbereich I
  - Pflegeprozess und Pflegediagnostik in akuten und dauerhaften Pflegesituationen verantwortlich planen, organisieren, gestalten, durchführen, steuern und evaluieren

> - Kompetenzbereich II
>   - Kommunikation und Beratung personen- und situationsorientiert gestalten

Stammblatt:

Name, Vorname, Jahrgang:	Lustig, Ludwig, geb. 1949
Diagnosen: (ggf. in Haupt- und Nebendiagnosen aufteilen)	Hauptdiagnose: • Z. n. nach Sturz • Z. n. nach Beckenringfraktur • Post OP Hüft-TEP (Totalendoprothese des Hüftgelenks)
Allergien:	• keine bekannten Allergien
aktuelles Leiden:	• Angst vor Stürzen • Schmerzen • braucht Unterstützung beim Anziehen der Kompressionsstrümpfe • braucht Unterstützung bei der Körperpflege im Bad
Diagnostik: (nicht in jedem Setting benötigt)	• keine Relevanz
körperliche/geistige Einschränkungen und Besonderheiten:	• kommt nicht mit der Situation zurecht, dass er nicht mehr so mobil ist
sozialer Status:	• lebt alleine in einer Wohnung

Situationsbeschreibung:

Ludwig Lustig ist 1949 geboren und lebt alleine in seiner Wohnung. Herr Lustig ist vor sechs Wochen gestürzt und hat sich eine Beckenringfraktur zugezogen und eine neue Hüftgelenkprothese erhalten. Herr Lustig ist noch nicht richtig mobil und leidet unter starken Schmerzen. Herr Lustig hat zahlreiche Medikamente gegen Schmerzen verschrieben bekommen. Die Medikamente nimmt er eigenständig nach Bedarf ein.

Sie unterstützen Herrn Lustig gemeinsam mit Ihrer Praxisanleiterin beim Transfer ins Badezimmer. Sie finden ihn sitzend in seinem eigenen Bett vor.

Benötigtes Material:

- eigenes Bett, ggf. an Pflegebett eine Notiz »eigenes Bett«
- Puppe/Person im Schlafanzug
- Kompressionsstrümpfe
- Toilettenstuhl
- Hausnotruf (HNR) als Armand oder Halskette

- Arztbriefe/Zettel/Papiere
- Medikamentendispenser und weitere Packungen Schmerzmittel
- Urinflasche

Raumvorbereitung:

- eigenes Bett bzw. Pflegebett niedrig eingestellt
- Puppe sitzend an der Bettkante
- Kompressionsstrümpfe sind runtergezogen an die Knöchel
- leerer Medikamentendispenser liegt im Bett, zusätzlich die offene Packung der Schmerzmedikation
- HNR-Armband bzw. Kette liegt außer Reichweite
- Toilettenstuhl steht ungebremst am Ende des Bettes, nicht in direkter Reichweite
- Arztbriefe/Zettel/Papiere liegen auf dem Boden vor dem Bett
- volle Urinflasche steht am Bett

Sicherheitsrisiken:

Sicherheitsrisiko/Gefahr/Fehler	Beschreibung
Sturzgefahr/Gefahr des Wegrutschens Bett	• Bew. sitzt auf der Bettkante, kein eigenständiges Aufstehen bei niedrig eingestelltem Bett möglich • Abstützen ist zum Aufstehen notwendig → Gefahr des Wegrutschens
Sturzgefahr/Kompressionsstrümpfe	• beim Versuch alleine aufzustehen, könnten die Kompressionsstrümpfe zu glatt sein, keinen Halt geben, runtergerutschte Kompressionsstrümpfe
Sturzgefahr/Papier	• Papiere/Zettel vor dem Bett sind ggf. zu glatt
nicht sach- und fachgerechter Umgang mit Kompressionsstrümpfen	• nicht sachgerechter Umgang mit den Kompressionsstrümpfen
Sturzgefahr/Toilettenstuhl	• ungebremster Toilettenstuhl → Gefahr des Wegrutschens, falls Hr. Lustig es alleine auf den Toilettenstuhl schaffen sollte • bei Unterstützung des Transfers auf den Toilettenstuhl → Gefahr des Wegrollens
Sturzgefahr/Urinflasche	• gefüllte Urinflasche, bei starkem Urindrang ist Urinflasche nicht verwendbar, führt ggf. zu schnellem Aufstehen
HNR-Armband/Kette	• HNR-Armband/Kette nicht in direkter Reichweite • im Falle eines Sturzes kann keine Hilfe angefordert werden

2.3 Fallbeispiele für die Ambulante Pflege

Sicherheitsrisiko/Gefahr/ Fehler	Beschreibung
falsche Medikamenteneinnahme/Überdosierung Schmerzmedikation	• starke Schmerzen und Medikamenteneinnahme in Eigenregie. Eigener Bedarf kann nicht gut eingeschätzt werden → Gefahr einer erhöhten Schmerzmedikationseinnahme

Empfohlene Begleitdokumente:

- Durch Begleitdokumente wie Arztbriefe, Befunde, Medikation, Anordnungen, Fieberkurve, Pflegedokumentation, Wunddokumentation usw. können die Fallbeispiele in ihrer Komplexität gesteigert werden.

2.3.2 Fallbeispiel 2

**1. Ausbildungsdrittel
Ambulantes Versorgungssetting
Kompetenzbereiche:**

- Kompetenzbereich I
  - Pflegeprozess und Pflegediagnostik in akuten und dauerhaften Pflegesituationen verantwortlich planen, organisieren, gestalten, durchführen, steuern und evaluieren
- Kompetenzbereich II
  - Kommunikation und Beratung personen- und situationsorientiert gestalten

Stammblatt:

Name, Vorname, Jahrgang:	Feucht, Franz, geb. 1944
Diagnosen: (ggf. in Haupt- und Nebendiagnosen aufteilen)	Hauptdiagnose: • Z. n. Myokardinfarkt • Herzinsuffizienz • Ödembildung an den Extremitäten Nebendiagnose: • Inkontinenz • arterielle Hypertonie
Allergien:	• keine bekannten Allergien
aktuelles Leiden:	• braucht Unterstützung beim Anziehen der Kompressionsstrümpfe • braucht Unterstützung bei der Körperpflege im Bad
Diagnostik: (nicht in jedem Setting benötigt)	• keine Relevanz

körperliche/geistige Einschränkungen und Besonderheiten:	• mit Rollator mobil • durch Belastungsdyspnoe wackelig auf den Beinen
sozialer Status:	• lebt mit seiner Ehefrau in einer kleinen Wohnung • Ehepaar hat zwei Kinder, die sich kümmern, aber nicht in der Nähe wohnen

Situationsbeschreibung:

Franz Feucht ist 1944 geboren und lebt mit seiner Ehefrau in einer kleinen Wohnung. Seit seinem Herzinfarkt ist nichts mehr, wie es mal war. Er fühlt sich müde und schlapp und nach kleinster Belastung muss er sich ausruhen. Zudem hat er zunehmend Ödeme an beiden Unterschenkeln und Füßen. Gegen die Ödeme aufgrund seiner Herzinsuffizienz nimmt Herr Feucht täglich Diuretika und benötigt Kompressionsstrümpfe. Er trägt Inkontinenzeinlagen, weil er es nicht immer »pünktlich« (schnell genug) auf die Toilette schafft. Und das Trinken hat er daher von sich aus auf ein Minimum reduziert.

Seine Frau kümmert sich noch um den Haushalt und kocht auch noch das Essen. Frau Feucht kennt sich vermeintlich sehr gut in der Pflege und vor allem in der Pflege ihres Mannes aus. Sie weiß ganz genau, was für ihn gut ist. Besonders die Hautpflege ist ihr wichtig. Sie cremt gerne morgens die Beine ihres Mannes ein und kümmert sich auch um die Rezepte und Verordnungen. Die Kinder kommen regelmäßig zu Besuch.

Sie sind mit Ihrer zuständigen Praxisanleiterin vor Ort und sollen Herrn Feucht ins Bad begleiten und ihn bei der Körperpflege unterstützen.

Benötigtes Material:

- Tisch mit Stühlen
- Puppe bzw. Person im Schlafanzug
- Kompressionsstrümpfe bzw. Kompressionsbinden
- Rollator
- Medikamentendispenser mit Medikamenten (Diuretika)
- Medikamentenplan
- Rollator mit Inkontinenzmaterial und zwei Unterhosen
- Hausnotruf (HNR) als Armand oder Halskette
- Teppiche bzw. Teppichkanten
- Inkontinenzmaterial
- Hautcreme

Raumvorbereitung:

- Puppe sitzend
- Kompressionsstrumpf am linken Bein ist bis zum Knöchel runtergerutscht

2.3 Fallbeispiele für die Ambulante Pflege

- rechtes Bein ist »gewickelt« (Kompressionsstrümpfe sind alt und ausgeleiert, Ehefrau hat entschieden, das ödematöse Bein zu wickeln)
- Hautcreme liegt in unmittelbarer Nähe auf dem Tisch
- Puppe hat Unterhose an mit drei Inkontinenzeinlagen und einer Netzhose über der Unterhose
- Puppe hat HNR-Armband oder Kette an (Ehefrau erinnert ihren Mann immer daran)
- Rollator ist vollgepackt mit Inkontinenzmaterial, zwei Unterhosen liegen »zum Trocknen« auf dem Rollator
- Rollator steht im Raum, ist aber nicht in unmittelbarer Nähe des Esstischs
- in der Wohnung liegen viele Teppiche und Teppichläufer, zum Teil auch übereinander
- Medikamentenplan
- Medikamentendispenser liegt auf dem Esstisch, alle Medikamente sind auf abends gerichtet (Blutdrucksenker, Diuretika)

Sicherheitsrisiken:

Sicherheitsrisiko/Gefahr/Fehler	Beschreibung
Sturzgefahr/Teppiche, Teppichkanten	• Laufen mit dem Rollator bzw. Hängenbleiben mit dem Rollator an den Teppichkanten
Sturzgefahr/Kompressionsstrümpfe und ohne Rollator	• Laufen ohne Rollator, mit einem gewickelten Bein und einem Bein mit »falsch« angezogenem Kompressionsstrumpf (alter Kompressionsstrumpf)
Sturzgefahr/Rollator	• vollgepackter Rollator, mit nassen Unterhosen, es ist Schwung notwendig, um über die Teppichkanten zu kommen
Sturzgefahr/falsche Medikamenteneinnahme	• nicht sachgerechte Therapie und falsche Medikamenteneinnahme, gerichtet durch die Ehefrau. Blutdrucksenkende Medikamente und Diuretika sind auf abends gerichtet, vermehrte Ausscheidung in der Nacht
nicht sach- und fachgerechter Umgang mit Kompressionsstrümpfen	• Kompressionsstümpfe sind nicht richtig angezogen. Kontraindikation Eincremen vor direktem Anziehen
Thrombose/Thromboseprophylaxe	• nicht sachgerechter Umgang durch »Wickeln« (ist kontraindiziert bei Myokardinfarkt), Gefahr der Einschnürung
Hautveränderungen/Pilzinfektionen/Mazerationen	• Tragen von drei Inkontinenzeinlagen mit Unterhose und zusätzlicher Netzhose → Hautveränderungen möglich
Ernährung/Trinkverhalten/Gefahr Exsikkose	• ggf. nicht ausreichende tgl. Trinkmenge aufgrund eigener Reduzierung

2 Umsetzung des Konzeptes Room of Horrors in der generalistischen Ausbildung

Sonstiges:

- Ehefrau »mischt« sich sehr in die Pflege ihres Mannes ein

Empfohlene Begleitdokumente:

- Medikamentenplan
- Beratungsaspekte (Umgang mit Medikamenten, Umgang mit Kompressionsstrümpfen, Kompressionsverbänden)

2.3.3 Fallbeispiel 3

2. Ausbildungsdrittel
Ambulantes Versorgungssetting
Kompetenzbereiche:

- Kompetenzbereich I
  - Pflegeprozess und Pflegediagnostik in akuten und dauerhaften Pflegesituationen verantwortlich planen, organisieren, gestalten, durchführen, steuern und evaluieren
- Kompetenzbereich II
  - Kommunikation und Beratung personen- und situationsorientiert gestalten

Stammblatt:

Name, Vorname, Jahrgang:	Süß, Sarah, geb. 1950
Diagnosen: (ggf. in Haupt- und Nebendiagnosen aufteilen)	Hauptdiagnose: • Z. n. nach Sturz mit Beckenringfraktur • Z. n. nach Anlage einer Hüftgelenkprothese • Diabetes mellitus Typ 2 Nebendiagnose: • Hypertonie • Inkontinenz
Allergien:	• keine bekannten Allergien
aktuelles Leiden:	• braucht Unterstützung beim Anziehen der Kompressionsstrümpfe • braucht Unterstützung bei der Körperpflege im Bad • neu diagnostizierter insulinpflichtiger Diabetes mellitus Typ 2
Diagnostik: (nicht in jedem Setting benötigt)	• keine Relevanz

körperliche/geistige Einschränkungen und Besonderheiten:	• Angst vor Stürzen • mit Rollator mobil
sozialer Status:	• alleinlebend, muss mit der Situation zurechtkommen, dass sie nicht mehr so mobil ist • muss mit der Situation der neuen Diagnose Diabetes mellitus zurechtkommen • Nachbarin ist eine gute Freundin, ebenfalls Diabetikerin

Situationsbeschreibung:

Sarah Süß ist 1950 geboren und lebt alleine in ihrer Wohnung. Frau Süß ist vor sechs Wochen gestürzt und hat sich eine Beckenringfraktur zugezogen und eine neue Hüftgelenksprothese erhalten. Die bekannte Hypertonie hat Frau Süß gut im Griff, da sie regelmäßig ihre Blutdruckmedikamente einnimmt. Die Inkontinenz ist Frau Süß sehr unangenehm, je aufgeregter sie ist, umso mehr verstärkt sich ihre Stressinkontinenz. Sie trägt Einlagen, trinkt aber nicht gerne, da sie es dann nicht schnell genug auf die Toilette schafft.

Die neue Situation mit dem frisch diagnostizierten, insulinpflichtigen Diabetes mellitus stresst Frau Süß derzeit sehr. Frau Süß hatte in der Reha eine kurze Einführung in das Messen des Blutzuckers und das eigenständige Injizieren mittels Insulinpen erhalten. Die Nachbarin ist eine sehr gute Freundin von Frau Süß und schon lange Diabetikerin. Sie weiß, wo es beim Essen drauf ankommt, und kocht in der Übergangszeit für Frau Süß mit. Sie ist eine wichtige Stütze für sie.

Sie sind inzwischen im zweiten Ausbildungsdrittel und sollen Frau Süß bei der Begleitung ins Badezimmer unterstützen. Sie treffen Frau Süß sitzend im Nachthemd an ihrem Esstisch an.

Benötigtes Material:

- Esstisch mit Stühlen
- Puppe/Person im Schlafanzug/Nachthemd
- Kompressionsstrümpfe
- Rollator
- viele Gegenstände, die auf den Rollator gelegt werden (Sitzkissen, Zeitungen, Essen, Flaschen, bepackte Tüten/Beutel)
- Hausnotruf (HNR) als Armand oder Halskette
- BZ-Messgerät/Insulinpen/Insulinnadeln
- Pflegedokumentation/Medikamentenplan/Insulinplan
- Teppiche/Teppichkanten
- Glas mit O-Saft

Raumvorbereitung:

- Puppe sitzend
- Kompressionsstrümpfe sind runtergezogen an die Knöchel, keine Schuhe
- Medikamentendispenser auf dem Esstisch
- HNR-Armband/Kette liegt auf dem Rollator
- Rollator steht im Raum, aber nicht in unmittelbarer Nähe des Esstischs
- Rollator ist vollgepackt mit sämtlichen Gegenständen, Zeitungen, Essen, Sitzkissen, an den Seiten hängen schwer bepackte Tüten/Beutel mit allerlei Krimskrams
- leere Flasche O-Saft und leeres oder volles Glas stehen auf dem Tisch
- BZ-Messgerät liegt auf dem Rollator
- Insulinpen und Insulinplan liegen auf dem Tisch vor Frau Süß
- mehrere ausgepackte und geöffnete Nadeln liegen auf dem Tisch
- Insulinpen ist ohne Nadel und mit falschen Einheiten an Insulin aufgezogen bzw. aufgedreht
- in der Wohnung liegen viele Teppiche und Teppichläufer, z. T. auch übereinander

Sicherheitsrisiken:

Sicherheitsrisiko/Gefahr/Fehler	Beschreibung
Sturzgefahr/Rollator	• Laufen mit dem Rollator bzw. Hängenbleiben mit dem Rollator an den Teppichkanten • vollgepackter Rollator, ist nur noch schwer zu bewegen, muss mit Schwung über die Teppichkanten
Sturzgefahr/Kompressionsstrümpfe	• Laufen ohne Rollator und »barfuß« bzw. ohne Schuhe und nur mit Kompressionsstrümpfen, die an den Knöcheln hängen
Fehler/Reichweite des Blutzuckermessgerätes	• BZ-Messgerät liegt auf dem Rollator, nicht in Reichweite
Sturzgefahr/HNR-Armband/Kette	• HNR-Armband/Kette nicht in direkter Reichweite • im Falle eines Sturzes, beim Aufstehen, um an das Messgerät zu kommen, kann keine Hilfe angefordert werden
Sturzgefahr/Kompressionsstrümpfe/Gefahr einer Thrombose post OP	• nicht sachgerechter Umgang mit den Kompressionsstrümpfen/Stolpern beim Aufstehen durch runtergerutschte Kompressionsstrümpfe
Ernährung/Trinkverhalten/Gefahr Exsikkose	• Reduzierung der Trinkmenge, um nicht überraschend auf die Toilette zu müssen
Ernährung/Gefahr der Hyperglykämie	• zuckerhaltige Getränke (O-Saft)
nicht sachgerechter Umgang mit Blutzuckermessgerät	• ggf. falsche Werte; nicht genügend Blut, BZ-Gerät nicht kalibriert, Fingerkuppen verunreinigt etc.

Sicherheitsrisiko/Gefahr/ Fehler	Beschreibung
nicht sachgerechter Umgang mit Insulinpen	• Nadelwechsel nicht ausreichend durchgeführt → Gefahr von Infektion an der Einstichstelle/Gewebeverletzung/ ggf. Wundheilungsstörung • falsch eingestellte Einheiten von Insulin (zu viel oder zu wenig) Gefahr von Hypo-/Hyperglykämie

Sonstiges:

- Frau Süß bekommt derzeit Essen gekocht von ihrer Freundin, der Nachbarin

Empfohlene Begleitdokumente:

- Medikationsplan
- Insulinplan nach Werten

2.3.4 Fallbeispiel 4

3. Ausbildungsdrittel
Ambulantes Versorgungssetting
Kompetenzbereiche:

- Kompetenzbereich I
  - Pflegeprozess und Pflegediagnostik in akuten und dauerhaften Pflegesituationen verantwortlich planen, organisieren, gestalten, durchführen, steuern und evaluieren
- Kompetenzbereich II
  - Kommunikation und Beratung personen- und situationsorientiert gestalten
- Kompetenzbereich III
  - intra- und interprofessionelles Handeln in unterschiedlichen systemischen Kontexten verantwortlich gestalten und mitgestalten

Stammblatt:

Name, Vorname, Jahrgang:	Bett, Betty, geb. 1930
Diagnosen: (ggf. in Haupt- und Nebendiagnosen aufteilen)	Hauptdiagnose: • Demenz • Z. n. Apoplex Nebendiagnosen: • Hemiparese rechts • Fazialisparese rechts • Dysphagie
Allergien:	• keine bekannten Allergien
aktuelles Leiden:	• komplette Übernahme der Versorgung
Diagnostik: (nicht in jedem Setting benötigt)	• keine Relevanz
körperliche/geistige Einschränkungen und Besonderheiten:	• durch Demenz nicht orientiert, spricht wenig • Sprache zusätzlich eingeschränkt durch Fazialisparese rechts • immobil und bettlägerig • Pflegegrad 5
sozialer Status:	• lebt alleine in einer Wohnung • keine Angehörigen • Betreuung ist durch gesetzliche Betreuung sichergestellt • Versorgung übernimmt der Pflegedienst, inklusive Hauswirtschaft und Essenanreichen

Situationsbeschreibung:

Betty Bett ist 92 Jahre, verwitwet und lebt alleine in einer 3-Zimmer-Wohnung. Das Paar hatte keine Kinder und nur wenig Kontakt zur Nachbarschaft oder entfernten Familienangehörigen.

Betty Bett hatte vor ca. einem Jahr einen Schlaganfall und liegt seitdem in ihrem Pflegebett. Die beginnende diagnostizierte Demenz hat sich durch den Schlaganfall noch verschlechtert. Frau Bett hat zudem noch eine Hemiparese rechts. Durch eine Fazialisparese fällt ihr das Schlucken schwer. Sie hat stark an Gewicht abgenommen. Insgesamt ist es eine komplexe Versorgungssituation in der Häuslichkeit. Der Pflegedienst übernimmt viermal am Tag eine umfassende Versorgung.

Sie haben Frau Bett mit Ihrer zuständigen Pflegefachkraft gerade im Bett versorgt und wollen nun noch das Mittagessen anreichen. Der Menüservice hat heute eine Hühnersuppe mit Gemüse und Hühnerfleischeinlage als Mittagessen vorgesehen.

> **Kleiner Tipp:** Werfen Sie auch einen Blick in die Pflegedokumentation.

Benötigtes Material:

- Pflegebett
- Puppe im Nachthemd
- Inkontinenzhose
- Bettgitter
- Schnabelbecher mit Sprudelwasser
- Schnabelbecher mit Suppe
- Medikamentendispenser
- Zahnprothese
- Pflegedokumentation, Pflegeplanung, Maßnahmenplan

Raumvorbereitung:

- Puppe liegt im Pflegebett, flach liegend auf der linken Seite
- Puppe trägt Inkontinenzhose
- normale Matratze (keine Antidekubitusmatratze)
- Schnabelbecher mit Sprudelwasser
- Schnabelbecher mit Suppe (Hühnersuppe mit Gemüseeinlage bzw. Hühnerfleisch)
- Andickungsmittel steht nicht in Reichweite
- Zahnprothese liegt auf dem Nachtschrank
- Bettgitter sind hochgezogen

Sicherheitsrisiken:

Sicherheitsrisiko/Gefahr/Fehler	Beschreibung
Aspiration/Aspirationspneumonie/Faszialparese/Dysphagie	• falsche Lagerung zum Essenanreichen
Aspirationsgefahr/Dysphagie	• fehlendes Andicken der Nahrung (Essen und Getränk) • Nahrung zu flüssig mit Einlage; gemischte Konsistenz • Sprudelwasser löst vermehrten Hustenreiz aus • Verabreichen der Suppe mittels Schnabelbecher = kontraindiziert • Vorfühlen der Getränketemperatur über die Lippen geht verloren • Flüssigkeit gelangt bei zu schnellem Anreichen ohne Regulation in die Mundhöhle und kann somit schneller aspiriert werden
Versorgungsprozess/Essensbestellung	• falsche Essensbestellung

2 Umsetzung des Konzeptes Room of Horrors in der generalistischen Ausbildung

Sicherheitsrisiko/Gefahr/Fehler	Beschreibung
Dokumentation/unvollständige Informationen/Ernährung/Essverhalten	• starker Gewichtsverlust/in Pflegedokumentation/Pflegebericht nicht nachvollziehbar dokumentiert/keine weiteren Maßnahmen eingeleitet/Risiko in der Anamnese erkannt, jedoch keine Maßnahmen eingeleitet
Ernährung/Trinkverhalten/Gefahr Exsikkose	• aufgrund von Dysphagie/Sprudelwasser → Gefahr des Flüssigkeitsdefizites
Gefahr von Zystitis	• aufgrund des verminderten Flüssigkeitsdefizits
Dokumentation/unvollständige Informationen/Dekubitusgefahr	• Risiko in der Anamnese erkannt, jedoch keine konkreten Maßnahmen/Lagerungen im Maßnahmenplan erkennbar
Dokumentation/unvollständige Informationen/Gefahr von Kontrakturen	• beginnende Kontrakturen in der Anamnese beschrieben, keine konkreten Maßnahmen im Maßnahmenplan geplant
Dokumentation/unvollständige Informationen/Freiheitseinschränkende Maßnahmen (FEM)	• keine Einwilligung oder Genehmigung der Bettgitter seitens des Betreuers/kein Verweis in der Pflegedokumentation nachlesbar
Dokumentation/unvollständige Informationen/Pflegeprozess/Pflegedokumentation	• allgemein fehlende Infos über Körpergewicht; keine Information über eine Zahnprothese; Anamnesebogen nicht ausreichend ausgefüllt; Risiken nicht ausreichend eingeschätzt bzw. kein Hinweis auf Prophylaxen im Maßnahmenplan

Empfohlene Begleitdokumente:

- Pflegedokumentation
  - SIS® Anamnese
  - Maßnahmenplan
  - Medikationsplan

Auszug Pflegedokumentation/Maßnahmenplan (exemplarisch):

Name, Vorname: _____ Geburtsdatum: _____
erstellt am: 04.09.2021
letzte Bearbeitung am: 20.09.2022 gedruckt am: 21.09.2022 Seite 1/1
Bett, Betty 02.05.1930

2.3 Fallbeispiele für die Ambulante Pflege

Zeitraum	Maßnahmen	Hilfsmittel	Prophylaxen
früh	Große Körperpflege im Bett • große Körperpflege nach Pflegestandard GK V1 • Wichtig: Hautbeobachtung/falls Rötungen vorhanden, dann mit Hautschutzcreme versorgen • kann sich selbständig das Gesicht waschen, benötigt dabei Anleitung und viel Zeit • kann sich nach Aufforderung auch etwas im Bett bewegen und drehen • Bettgitter nach dem Waschen/jeder Versorgung nach oben ziehen	• Schutzhose • Hautschutzcreme bei Rötungen im Intimbereich • Bettgitter beidseitig	
	1 x wöchentlich Medikamente richten	• Tablettendispenser	
früh Hauswirtschaft	Frühstück zubereiten • Toastbrot mit Marmelade und einen Milchkaffee richten und anreichen • Fr. B. isst gerne Joghurt mit Früchten, aber Achtung: verschluckt sich dabei oftmals Verabreichen der Medikamente • Tablette auf den Löffel legen und mit Joghurt verabreichen	• Andickungsmittel	
Mittagseinsatz	• kleine Intimpflege nach Standard IP V1 • Inkowechsel bei Bedarf • Getränke anbieten • Essen wird durch den Menüservice gebracht, Essen anreichen		
Abendeinsatz Hauswirtschaft	Abendessen zubereiten • Toastbrot mit Frischkäse anrichten und anreichen • Getränke anbieten		
Abendeinsatz 1	• kleine Intimpflege nach Standard IP V1 • Inkowechsel bei Bedarf • Getränke anbieten		
Abendeinsatz spät	• kleine Intimpflege nach Standard IP V1 • Inkowechsel bei Bedarf • Getränke anbieten		

2.3.5 Fallbeispiel 5

3. Ausbildungsdrittel
Ambulantes Versorgungssetting
Kompetenzbereiche:

- Kompetenzbereich I
  - Pflegeprozess und Pflegediagnostik in akuten und dauerhaften Pflegesituationen verantwortlich planen, organisieren, gestalten, durchführen, steuern und evaluieren
- Kompetenzbereich II
  - Kommunikation und Beratung personen- und situationsorientiert gestalten
- Kompetenzbereich III
  - intra- und interprofessionelles Handeln in unterschiedlichen systemischen Kontexten verantwortlich gestalten und mitgestalten

Stammblatt:

Name, Vorname, Jahrgang:	Zoran, Zucker, geb. 1950
Diagnosen: (ggf. in Haupt- und Nebendiagnosen aufteilen)	Hauptdiagnose: • Z. n. nach Sturz • Z. n. nach Beckenringfraktur • Post OP Hüft TEP • Diabetes mellitus Typ 2 Nebendiagnosen: • Inkontinenz • liegender Blasenverweilkatheter
Allergien:	• keine bekannten Allergien
aktuelles Leiden:	• starke Schmerzen • Angst vor Stürzen • braucht Unterstützung bei der Körperpflege im Bad • neu diagnostizierter Diabetes Mellitus Typ 2/insulinpflichtig
Diagnostik: (nicht in jedem Setting benötigt)	• keine Relevanz
körperliche/geistige Einschränkungen und Besonderheiten:	• kann Blutzucker nicht eigenständig messen und Insulin injizieren
sozialer Status:	• lebt alleine in einer Wohnung

2.3 Fallbeispiele für die Ambulante Pflege

Situationsbeschreibung:

Zoran Zucker ist 1950 geboren und lebt alleine in seiner Wohnung. Herr Zucker ist vor einiger Zeit gestürzt und ist jetzt neu in der Versorgung des ambulanten Pflegedienstes. Für Herrn Zucker ist die Situation seiner eingeschränkten Bewegung und die Diagnose des Diabetes mellitus neu. Er muss sich erst an die Gesamtsituation gewöhnen.

Herr Zucker ist etwas übergewichtig, er liebt die gute deftige Küche und trinkt gerne mal zwei Bier und auch einen Schnaps, wenn das Essen zu fettig war. Herr Zucker leidet an starken Schmerzen und muss zahlreiche Medikamente einnehmen. Bei Bedarf hat er zusätzlich weitere Analgetika. Die Medikamente werden vom Pflegedienst gerichtet, Herr Zucker nimmt diese dann selbständig ein. Neu diagnostiziert ist der Diabetes mellitus Typ 2. Für die einfachere Handhabung hat er einen Sensor zum Blutzuckermessen in den rechten Oberarm implementiert bekommen.

Herr Zucker hatte Besuch von seinem Kumpel, dieser wollte ihm etwas Gutes tun und hat Kuchen und selbstgebrannten Schnaps mitgebracht.

Es ist der Abendeinsatz. Sie sollen heute Zoran Zucker bei der kleinen Abendtoilette unterstützen. Vorher steht aber der Wechsel des BZ-Sensors, das Messen und die korrekte Gabe des Insulins an. Sie treffen Herrn Zucker stehend in seiner Küche am Herd.

Benötigtes Material:

- Simulation Küche/Herd, wenn möglich
- Orangensaft/Schokolade/Schwarzwälder Kirschtorte/Schnaps
- Puppe, angezogen mit normaler Kleidung
- Kompressionsstrümpfe
- Blasendauerkatheter
- Rollator
- viele Gegenstände, die auf den Rollator gelegt werden (Sitzkissen, Zeitungen, Essen, Flaschen, bepackte Tüten/Beutel)
- Hausnotruf (HNR) als Armband/Halskette
- BZ-Messgerät/Lesegerät (Sensor und Lesegerät/Sensor kann durch ein Pflaster simuliert werden/Lesegerät kann ein »normales Messgerät« sein), Insulinpen
- Medikamentendispenser
- Medikamentenpackung zusätzlich als Bedarf
- Pflegedokumentation/Medikamentenplan/Insulinplan
- Smartphone mit digitaler Pflegedokumentation

Raumvorbereitung:

- Puppe stehend mit Schuhen, in der Küche am Herd
- Küche unordentlich, viele offene Getränke, O-Saft und Limonade/Schnaps
- Kuchen/süße Torten (Schwarzwälder Kirschtorte/Schokoladentorte)

- Puppe hat erkennbaren BZ-Messsensor am rechten Oberarm (Simulation Pflaster)
- die Kompressionsstrümpfe sind fachgerecht angezogen
- leeres Medikamentendispenser auf dem Rollator/im Körbchen des Rollators
- Bedarfsmedikation auf dem Tisch liegend
- HNR-Armband/Kette fachgerecht angelegt
- Rollator steht »geparkt« in der Ecke am Küchentisch, sind nur »vermeintlich wenige« Schritte bis zum Herd
- Distanz zwischen Rollator und Puppe sollte so gewählt sein, dass »Spannung« auf dem Katheterschlauch ist
- Rollator ist vollgepackt mit sämtlichen Gegenständen, Zeitungen, Essen, Sitzkissen, an den Seiten hängen schwer bepackte Tüten/Beutel mit allerlei Krimskrams
- BZ-Lesegerät liegt auf dem Küchentisch
- Insulinpen ebenfalls auf dem Küchentisch
- keine Pen-Nadeln auffindbar
- Pflegedokumentation mit unterschiedlichen Medikamentenplänen von verschiedenen Ärzten/ohne und mit Datum/ohne Handzeichen etc. im Ausdruck vor Ort und weiterer Medikationsplan im Smartphone (mobiles Endgerät) einsehbar
- kein Desinfektionsspray

Sicherheitsrisiken:

Sicherheitsrisiko/Gefahr/Fehler	Beschreibung
Pflegepersonal/Umgang mit neuen technischen und digitalen Hilfsmitteln	• fehlende Kenntnisse sach- und fachgerechter Umgang mit neuem digitalem Messinstrument und Sensortechnik zum Messen des Blutzuckers
nicht sachgerechter Umgang mit Blutzuckermessgerät	• nicht sachgerechter Umgang mit dem BZ-Messgerät, falsche Werte (nicht genügend Blut, BZ-Gerät nicht kalibriert, Fingerkuppen verunreinigt etc.)
nicht sachgerechter Umgang mit Insulinpen/Infektionsgefahr	• nicht sachgerechter Umgang mit Insulinpen • Nadelwechsel nicht ausreichend durchgeführt = Gefahr von Infektion an der Einstichstelle/Gewebeverletzung/ggf. Wundheilungsstörung
nicht sachgerechter Umgang mit Insulinpen	• Verabreichen/Spritzen, abweichend eingestellte Einheiten von Insulin (zu viel oder zu wenig), Gefahr von Hypo-/Hyperglykämie
Ernährung/Gefahr Hyperglykämie	• deftiges Essen/Kuchen/Schnaps – Gefahr der Hyperglykämie/keine Diabetes-Kost
Ernährung/Gefahr Adipositas	• keine Verhaltensänderung in Bezug auf das gewohnte Essen
Sturzgefahr/Alkoholkonsum	• vermehrter Alkoholkonsum

Sicherheitsrisiko/Gefahr/ Fehler	Beschreibung
Sturzgefahr/Katheterschlauch	• Stolpern/Sturzgefahr über den gespannten Katheterschlauch
Umgang mit liegendem Blasenverweilkatheter	• gespannter Katheterschlauch, Diskonnektion möglich, Ziehen des geblockten Katheters möglich
Umgang mit liegendem Blasenverweilkatheter/Zystitis/Hygiene	• nicht sachgerechter (Hygiene) Umgang mit einem liegenden Blasenverweilkatheter
Dokumentation/unvollständige Informationen/Pflegeprozess/Pflegedokumentation	• aus Arztbrief und Pflegedokumentation geht die Indikation des liegenden Blasenverweilkatheters nicht hervor (keine Indikation notwendig)
falsche Medikamenteneinnahme/Überdosierung Schmerzmedikation	• Hr. Zucker hat starke Schmerzen und nimmt seine Bedarfsmedikation selbst ein • Hr. Zucker kann ggf. seinen eigenen Bedarf nicht gut einschätzen und nimmt zu viel der Schmerzmedikation (Schmerzmedikation ggf. auch Auswirkungen auf Blutzuckerspiegel)
Dokumentation/unvollständige Informationen/Pflegeprozess/Pflegedokumentation/Medikamentenmanagement	• unterschiedliche Medikationspläne mit verschiedenen Angaben der Medikation, alle vorhandenen Pläne stimmen nicht überein • Abweichungen vor allem im Medikamentenplan zwischen Papierdokumentation und digitaler Dokumentation (Smartphone)

Empfohlenen Begleitdokumente:

- Arztbrief – keine Indikation für einen Blasendauerkatether
- unterschiedliche Medikationspläne
- Insulinplan nach Werten
- Smartphone mit Pflegesoftware, abweichender Medikationsplan

2.4 Fallbeispiele für die Pädiatrie

2.4.1 Fallbeispiel 1

1. Ausbildungsdrittel/Orientierungseinsatz
Pädiatrie, Patientenzimmer, Gastroenterologische Station
Kompetenzbereiche:

- Kompetenzbereich I
  - Pflegeprozess und Pflegediagnostik in akuten und dauerhaften Pflegesituationen verantwortlich planen, organisieren, gestalten, durchführen, steuern und evaluieren

Stammblatt:

Name, Vorname, Alter:	Gast, Gustav, 8 Monate alt
Diagnosen: (ggf. in Haupt- und Nebendiagnosen aufteilen)	Hauptdiagnose: • Gastroenteritis • V. a. Norovirus
Allergien:	• keine bekannten Allergien
aktuelles Leiden:	• Erbrechen • Diarrhoe
Diagnostik: (nicht in jedem Setting benötigt)	• keine Relevanz
körperliche/geistige Einschränkungen und Besonderheiten:	• normal entwickeltes Baby
sozialer Status:	• Aufnahme in die Kinderklinik alleine • die Eltern und das Geschwisterkind sind ebenfalls erkrankt

Situationsbeschreibung:

Der acht Monate alte Gustav wurde vor drei Tagen mit Erbrechen und starken wasserfallartigen Durchfällen aufgenommen. Sein großer Bruder hat die ganze Familie mit dem Norovirus angesteckt. Sowohl die Eltern als auch der große Bruder sind zu Hause und können sich gerade nicht um Gustav kümmern, da es ihnen ebenfalls nicht gut geht.

Inzwischen geht es Gustav wieder besser, sein Stuhlgang hat sich weitgehend normalisiert und er erbricht nicht mehr so häufig. Er darf wieder trinken, so viel er will. Er hat aber zusätzlich noch eine Infusion über Infusomat mit Glucose und Elektrolyte. Er kann auf den Arm genommen werden und ist wieder ganz agil und mobil. Insgesamt ist Gustav ein sehr gut ernährtes Baby und hat überall kleine Speckfältchen.

Sie haben Frühdienst und übernehmen gemeinsam mit Ihrer Praxisanleitung die Grundpflege, das Windeln wechseln und das Anreichen der Flasche. Die Nachtschwester hat bereits das Fläschchen mit Vitamin D vorbereitet.

Benötigtes Material:

- Wickeltisch bzw. Tisch
- Kinderpuppe
- Venenverweilkanüle/Zugang am Kopf
- Infusomat, mit korrekt eingestellter Laufrate
- Waschutensilien und viele kleine Dinge, die auf den Wickeltisch gelegt werden können
- Windeln
- Händedesinfektionsmittel
- Flächendesinfektionstücher
- Fläschchen mit Formulamilch und Vitamin D 500 i. E. gelöst

Raumvorbereitung:

- Kinderpuppe mit Windel, liegt auf dem Wickeltisch
- Wickeltisch ist voll mit unterschiedlichen kleinen Utensilien, bspw. lose rote Kombi-Stopfen oder offene Wirkstoffcremes, Tabletten
- Waschutensilien sind vorhanden
- Flächendesinfektionstücher, z. B. Incidin® OxyWipes, liegen bei den Waschutensilien
- Windeln liegen nicht in Reichweite
- Fläschchen mit Formulamilch und Vitamin-D-Tropfen stehen ebenfalls auf dem Wickeltisch
- Desinfektionsmittelspender für Hände mit auf Wickeltisch

Sicherheitsrisiken:

Sicherheitsrisiken/Gefahr/Fehler	Beschreibung
Sturzgefahr/Wickeltisch	- frische Windeln liegen nicht in Reichweite, Baby liegt ggf. alleine auf dem Wickeltisch
Aspirationsgefahr/Verschlucken	- Baby ist interessiert und agil, Kombistopfen, Utensilien liegen in Reichweite des Babys
Medikamentenmanagement/Vergiftungsgefahr	- Baby ist interessiert und agil, Wirkstoffcremes/Tabletten liegen in Reichweite des Babys

Sicherheitsrisiken/Gefahr/Fehler	Beschreibung
Verletzungsgefahr/scharfe Kanten	• Baby ist interessiert und agil, scharfe Kanten an Cremes/Wirkstoffcremes liegen in Reichweite des Babys
Verwechslung der Waschutensilien	• Wickeltisch zu voll, Gefahr von Verwechslung, Feuchttücher mit Flächendesinfektionstücher
Infektionsgefahr/Hautirritationen	• anstatt mit Feuchttüchern wird Intimbereich mit Flächendesinfektionstüchern gereinigt
Hygiene/Desinfektionsmittel	• Händedesinfektionsmittel/Spender: bei falscher Anwendung/Ausrichtung Spritzgefahr, zu nah am Gesicht des Säuglings
Aspirationsgefahr/Verabreichen des Fläschchens	• Verabreichen des Fläschchens nicht im Liegen auf dem Wickeltisch
Medikamentenmanagement/Verabreichen der Medikation	• Vitamin-D-Tropfen sind in dem Fläschchen gelöst, Fläschchen wird nicht vollständig ausgetrunken, keine vollständige Verabreichung des Vitamin D

Sonstiges:

Zur Steigerung der Komplexität kann Folgendes ergänzt werden:

Raumvorbereitung:

- Infusomat ist mit einer Laufrate von 81 ml/h zu schnell eingestellt

Sicherheitsrisiken:

Sicherheitsrisiken/Gefahr/Fehler	Beschreibung
Umgang mit Infusomat/Laufrate/Infusionsgeschwindigkeit	• Infusionsgeschwindigkeit ist zu hoch eingestellt, führt zu Erbrechen • Gefahr Bildung eines Paravasats und Ödembildung

Empfohlene Begleitdokumente:

- Durch Begleitdokumente wie Arztbrief, Befunde, Medikation, Anordnungen, Fieberkurve, Pflegedokumentation, Wunddokumentation usw. können die Fallbeispiele in ihrer Komplexität gesteigert werden.

2.4.2 Fallbeispiel 2

1. Ausbildungsdrittel
Pädiatrie, Patientenzimmer, Dermatologische Station
Kompetenzbereiche:

- Kompetenzbereich I
  - Pflegeprozess und Pflegediagnostik in akuten und dauerhaften Pflegesituationen verantwortlich planen, organisieren, gestalten, durchführen, steuern und evaluieren
- Kompetenzbereich II
  - Kommunikation und Beratung personen- und situationsorientiert gestalten

Stammblatt:

Name, Vorname, Jahrgang:	Haut, Hanna, geb. 2018
Diagnosen: (ggf. in Haupt- und Nebendiagnosen aufteilen)	Hauptdiagnosen: • ausgeprägtes atopisches Ekzem (Dermatitis) • stationäre Therapieanpassung notwendig Nebendiagnose: • V. a. Heuschnupfen
Allergien:	• keine bekannten Allergien
aktuelles Leiden:	• wurde zunächst ambulant betreut • jetzt starker, ausgeprägter Juckreiz
Diagnostik: (nicht in jedem Setting benötigt)	• Diagnose wurde bereits gestellt und ist bekannt
körperliche/geistige Einschränkungen und Besonderheiten:	• altersgerechte normale Entwicklung
sozialer Status:	• lebt mit ihrer Familie zusammen • Vater wurde mit aufgenommen

Situationsbeschreibung:

Hanna ist ein lebhaftes vierjähriges Mädchen mit ausgeprägtem atopischem Ekzem. Sie ist zur Therapieanpassung derzeit stationär mit ihrem Vater aufgenommen. Vorher wurde Hanna ambulant betreut. Derzeit leidet Hanna unter starken Rötungen in den Kniekehlen, Ellenbogeninnenseiten, Oberarmen und an den Handgelenken. Zudem hat sie starken Juckreiz und nässende Stellen an den Handgelenken. An den restlichen Körperstellen hat sie eine sehr trockne Haut. Vor Aufnahme hatte Hanna einen fieberhaften Infekt, der immer noch nicht ganz abgeklungen ist. Trotz ihres akuten Krankheitszustandes ist Hanna sehr aufgeweckt und neugierig. Hannas Familie hat einen Migrationshintergrund. Hannas Vater spricht kaum Deutsch.

Sie sind heute im Frühdienst auf der Station und wollen gemeinsam mit Ihrer Praxisanleiterin baden und eincremen. Der Vater soll die Hautpflege zu Hause übernehmen und benötigt dafür eine Anleitung.

Benötigtes Material:

- Badezimmer und Badewanne
- Puppe in der Badewanne
- Erwachsenen-Puppe als Vater
- verschiedene Hautcremes und Wirkstoffcremes
- mehrere Cremedosen mit unterschiedlichen Patientennamen
- Thermometer zum Messen des Badewassers
- Handtuch bzw. Badetuch
- Medikations- und Salbenplan

Raumvorbereitung:

- Puppe steht in der Badewanne
- Badewasser mit entweder zu viel oder zu wenig Wasser
- Badewasser kann entweder zu heiß oder zu kalt sein
- Thermometer zum Messen des Badewassers befindet sich nicht offensichtlich im Raum
- verschiedene Hautcremes mit und ohne Wirkstoffe
- Basispflege, alles in kleinen weißen Cremedosen, da die hausinterne Apotheke die Cremes individuell zu- und vorbereitet
- mehrere Cremedosen mit unterschiedlichen Patientennamen stehen in Reichweite des Kindes (Badewannenrand)
- ggf. zweite Puppe (Vater) mit im Bad, er hat eine (falsche) Creme in der Hand

Sicherheitsrisiken:

Sicherheitsrisiken/Gefahr/Fehler	Beschreibung
Sturzgefahr/Badewanne	- Kind stehend in der Badewanne, entweder zu viel oder zu wenig Wasser
Baden/Kontraindikation	- Kontraindikation Baden bei einer Körpertemperatur > 38,0 Grad
Aspirationsgefahr/Badewanne	- zu viel Wasser in der Badewanne, bei Ausrutschen besteht Aspirationsgefahr
Verbrennungsgefahr/Badewasser	- das Badewasser ist zu heiß, ein Thermometer ist nicht in Reichweite

Sicherheitsrisiken/Gefahr/ Fehler	Beschreibung
Infektionsgefahr/Juckreiz	• zu heißes Wasser fördert Juckreiz, weiteres Aufkratzen der Hautstellen ist möglich, dadurch ist eine vermehrte Infektionsgefahr gegeben
Verletzungsgefahr/Cremedosen	• mehrere unterschiedliche Cremedosen stehen in Reichweite des Kindes, Kind könnte sich einzelne Cremedosen nehmen und diese aufdrehen
Medikamentenmanagement/Verwechslungsgefahr	• die unterschiedlichen Cremedosen sehen ähnlich/gleich aus, unterschiedliche Wirkstoffkonzentrationen für Gesicht und Körper
Anleitung/Beratung/fehlende Kenntnisse und Verständnis der Therapie	• ggf. durch Sprachbarriere der Eltern/des Vaters: fehlende Kenntnisse und Verständnis der Therapie des Kindes

Sonstiges:

- Handtücher zum Abtrocknen

Empfohlene Begleitdokumente:

- Medikationsplan
- Salbenplan
- Pflegebericht/Fieberkurve

Auszug Salbenplan (exemplarisch):

Salbenplan	Dosierung	Darreichung	morgens	mittags	abends	nachts
Prednicarbat	0,15 %	Salbe	1 halsabwärts	0	0	0
Basis 1 Pflege	(ohne Wirkstoff)	fettende Creme	1	1	1	0
Basis 2 Pflege	(ohne Wirkstoff)	fettende Creme				bei Bedarf: fettende Creme zur Pflege der Hände oder Anziehen von Handschuhen zum Schutz und Einwirken der Creme, bei nicht nässenden Stellen an den Händen

Pflegedokumentation (Auszug):

Datum	Dienst	Verlauf
1.06.	FD	Pat. geht es trotz erhöhter Temperatur gut. 37,9 °C wurde gemessen und eingetragen
	SD	Pat. schläft nachmittags viel und ist erschöpft
	ND	erneute Temp.-Kontrolle, etwas gestiegen, 38,3 °C. Arzt informiert

2.4.3 Fallbeispiel 3

2. Ausbildungsdrittel
Pädiatrie, Patientenzimmer, Diabetologie
Kompetenzbereiche:

- Kompetenzbereich I
  - Pflegeprozess und Pflegediagnostik in akuten und dauerhaften Pflegesituationen verantwortlich planen, organisieren, gestalten, durchführen, steuern und evaluieren
- Kompetenzbereich II
  - Kommunikation und Beratung personen- und situationsorientiert gestalten

Stammblatt:

Name, Vorname, Jahrgang:	Lieblich, Lila, geb. 2017
Diagnosen: (ggf. in Haupt- und Nebendiagnosen aufteilen)	Hauptdiagnose: • V. a. Diabetes Manifestation Typ 1 Nebendiagnose: • Glutenunverträglichkeit
Allergien:	• Pflasterallergie
aktuelles Leiden:	• Diagnose Diabetes Typ 1 (Manifestation)
Diagnostik: (nicht in jedem Setting benötigt)	• bereits im Hause bekannt
körperliche/geistige Einschränkungen und Besonderheiten:	• altersgerechte normale Entwicklung
sozialer Status:	• Lila lebt mit ihren Eltern in einem Haus. • Die Eltern haben bisher keine Vorerfahrung mit Diabetes mellitus.

2.4 Fallbeispiele für die Pädiatrie

Situationsbeschreibung:

Die fünfjährige Lila wurde vom Hausarzt in die Klinik überwiesen. Zu Hause war Lila auffällig geworden, da sie vermehrt nachts eingenässt hat und vermehrt die letzten Tage getrunken hat. Die Großmutter, die selbst in der Kinderkrankenpflege arbeitet, wurde bei den Erzählungen hellhörig. Sie gab den Eltern den dringenden Rat, den Kinderarzt aufzusuchen. Dort wurde der Blutzucker bestimmt. Der Wert lag weit über 200 mg/dl. Die Verdachtsdiagnose Diabetes mellitus Typ 1 wurde inzwischen bestätigt.

Lila ist mit ihrer Mutter den vierten Tag auf Station. Da Lila noch in den Kindergarten geht, wurde sich für die Anlage einer Insulinpumpe entschieden. Die Katheteranlage ist am rechten Oberschenkel. Lila muss sich jetzt erst an den Umgang mit dem Katheter und der externen Pumpe gewöhnen, ebenso ihre Eltern.

Heute sind Sie mit Ihrer Praxisanleiterin auf Station und holen Lila und ihre Mutter zum Anleiten des Katheterwechsels aus dem »Kinderzimmer« bzw. Aufenthaltsraum (alle Kinder nutzen diesen) der Station ab, um sie ins Untersuchungszimmer zu bringen.

Benötigtes Material:

- Puppe/Kind
- (Insulin-)Katheter
- Pflaster/Verband um den Katheter
- »Infusionsschlauch« mit externer Pumpe
- ggf. Simulation Puppe/Mutter
- Desinfektionsmittel
- Insulinplan
- Orangen- und Apfelsaft
- Kekse, Pudding, Müsli und Muffins bzw. Kuchen
- Schokolade

Raumvorbereitung:

- Puppe Lila »spielt«, sitzt auf dem Boden bzw. Tisch
- externe Insulinpumpe liegt auf dem Boden, weiter weg, sodass Spannung auf dem Katheterschlauch ist
- Katheter ist rausgerutscht, hängt (klebt) nur noch durch Pflaster mit fest
- Pflaster ist abgelöst und klebt nur noch an einer Stelle
- Haut um das Pflaster ist gerötet, Pflasterallergie (um rote Hautreizung zu simulieren, ggf. rötliche Farbe verwenden)
- Tastensperre an der Insulinpumpe ist »entsperrt«
- Alarm der Insulinpumpe ist ausgeschaltet
- falsche Programmierung/Durchlaufrate des Insulins ist zu hoch eingestellt (siehe Insulinplan)
- Orangensaft, Apfelsaft, Kekse, Muffins etc. alles in Reichweite

Sicherheitsrisiken:

Sicherheitsrisiken/Gefahr/Fehler	Beschreibung
Sturzgefahr/Insulinpumpe	• Insulinpumpe ist nicht im Blickfeld des Kindes, beim Loslaufen wird Pumpe vergessen, zu viel Spannung auf Katheterschlauch, Diskonnektion Katherschlauch
Infektionsgefahr/Verband/Katheteranlage	• Wundverband/Pflaster rund um die Katheter-Neuanlage ist gelöst
Infektionsgefahr/Pflasterallergie	• Hautreizung, Hautrötung, starkes Jucken, Aufkratzen der betroffenen Hautstelle
nicht sach- und fachgerechter Umgang/Insulinpumpe/Hyperglykämie	• keine korrekte Anlage des Kathetersystems, keine korrekte Abgabe des benötigten Insulins
nicht sach- und fachgerechter Umgang/Insulinpumpe	• Tastensperre und Alarmfunktion sind nicht aktiviert, keine Hinweise auf mögliche Fehlfunktionen oder Programmfehler
nicht sach- und fachgerechter Umgang/Insulinpumpe/Hyper- oder Hypoglykämie	• falsch eingestellte Insulinmenge für Insulinpumpe
Ernährung/bei Glutenunverträglichkeit	• Im Aufenthaltsraum stehen zahlreiche Weizenprodukte wie Kuchen und Kekse zur Verfügung. Kind kann ggf. Situation nicht einschätzen, ist sich der Erkrankung nicht bewusst und isst wie alle anderen Kinder auch die Kekse.
Ernährung/Diabetes mellitus/Hyperglykämie	• Im Aufenthaltsraum stehen zahlreiche zuckerhaltige Getränke zur Verfügung. Kind kann ggf. Situation nicht einschätzen, ist sich der Erkrankung nicht bewusst und trinkt wie alle anderen Kinder auch die zuckerhaltigen Getränke.

Sonstiges:

- Patientin ist im Haus bekannt, Diagnostik ist in diesem Fallbeispiel vorausgesetzt
- Um Komplexität und Interdisziplinarität zu steigern, können Ärzte/die ärztliche Dokumentation hinzugezogen werden.

Empfohlene Begleitdokumente:

- Insulinplan
- Pflegedokumentation
- ärztliche Anordnungen

Auszug Insulinplan:

Uhrzeit	Nacht 0:00–3:00	Früher Morgen 3:00–6:00	Frühstück 6:00–9:00	2. Frühstück 9:00–11:00	Mittag 11:00–14:00	Nachmittag 14:00–17:00	Abend 17:00–20:00	Spät 20:00–24:00
KH Faktor: g KH pro Einheit Insulin	50.0	50.0	12.0	100.0	33.0	33.0	33.0	50.0
Einheit senkt um (mg/dl)	300	300	250	320	320	280	280	320
Zielbereich (mg/dl)	120–120	120–120	120–120	120–120	120–120	120–120	120–120	120–120

Einstellungen Basalrate Insulinpumpe (exemplarisch):

0	1	2	3	4	5	6	7	8	9	10	11	12
0.020	0.000	0.020	0.000	0.020	0.020	0.020	0.020	0.020	0.000	0.020	0.000	0.020

13	14	15	16	17	18	19	20	21	22	23	Summe
0.020	0.020	0.040	0.040	0.060	0.060	0.060	0.060	0.060	0.050	0.050	0.700

2.4.4 Fallbeispiel 4

3. Ausbildungsdrittel
Pädiatrie, Patientenzimmer, Intensivstation
Kompetenzbereiche:

- Kompetenzbereich I
  – Pflegeprozess und Pflegediagnostik in akuten und dauerhaften Pflegesituationen verantwortlich planen, organisieren, gestalten, durchführen, steuern und evaluieren
- Kompetenzbereich II
  – Kommunikation und Beratung personen- und situationsorientiert gestalten
- Kompetenzbereich III
  – intra- und interprofessionelles Handeln in unterschiedlichen systemischen Kontexten verantwortlich gestalten und mitgestalten

Stammblatt:

Name, Vorname, Alter:	Ileus, Ina, 2 Monate alt
Diagnosen: (ggf. in Haupt- und Nebendiagnosen aufteilen)	Hauptdiagnose: • Z. n. Ileus • V. a. auf Sepsis • beginnende Pneumonie
Allergien:	• keine bekannten Allergien
aktuelles Leiden:	• 1. Tag post OP auf Station
Diagnostik: (nicht in jedem Setting benötigt)	• Ileus wurde diagnostiziert und bereits operiert
körperliche/geistige Einschränkungen und Besonderheiten:	• altersgerechte normale Entwicklung
sozialer Status:	• Frühchen mit Startschwierigkeiten ins Leben • die Eltern sind sehr jung und mit der Situation überfordert

Situationsbeschreibung:

Ina ist bereits in der 29. Schwangerschaftswoche auf die Welt gekommen. Die Entwicklung ist altersentsprechend. Sie hat jedoch immer wieder Probleme im Magen-Darm-Trakt. Aktuell hat Ina einen Ileus entwickelt und wurde bereits operiert. Hinzu kommt noch der Verdacht auf eine Sepsis und eine beginnende Pneumonie.

Ina hat einen Zentralenvenenkatheter (ZVK), eine Magensonde und einen Blasendauerkatheter. Seit heute hat sie leichtes Fieber entwickelt, nur wenig Diurese und soll zunächst nüchtern bleiben. Ina hatte bereits zu Hause einen Infekt, der sich jetzt wieder verschlimmert hat. Hinzu kommt, dass Ina infektbedingt abgesaugt werden muss und seit der OP noch nicht abgeführt hat.

Sie sind am Ende des dritten Ausbildungsjahrs und mit Ihrer Praxisanleiterin auf Station. Zur Vorbereitung auf das anstehende Examen versorgen Sie gemeinsam Ina im Frühdienst.

Benötigtes Material:

- Puppe/Kind
- Kinderbett mit Nachttisch bzw. Beistelltisch
- Bettgitter
- ZVK
- Magensonde
- Blasendauerkatheter
- Sauerstoffsonde und Aquapack

2.4 Fallbeispiele für die Pädiatrie

- Verband am Abdomen
- zu große Windelhose für Säuglinge
- Namensbändchen
- Absauggerät
- Absaugkatheter in verschiedenen Größen
- Sauerstoffbrille
- O2-Sensor und Monitor
- Ambubeutel für Erwachsene

Raumvorbereitung:

- Puppe hat falsches Namensbändchen an
- Sauerstoffsensor ist nicht richtig am Ohrläppchen geklebt
- Alarm am Monitor ist ausgeschaltet
- zu große Windelhose liegt auf dem Nachttisch bzw. Beistelltisch
- Nachttisch bzw. Beistelltisch unordentlich und dreckig, altes Verbandmaterial liegt darauf
- Bettgitter sind unten
- Bremsen vom Bett sind lose
- Absauganlage saugt nicht
- Blasendauerkatheter liegt bzw. hängt über Niveau
- Magensonde ist rausgerutscht
- ZVK-Pflaster löst sich
- Verband am Abdomen blutig
- Sauerstoffschlauch und Aquapack sind nicht angeschlossen
- Sauerstoffbrille, falsche Einstellung des O2 s/l (1 l/h)
- korrekte Größe an Absaugkatheter fehlt (nur Erwachsenen-Katheter vorhanden)
- kein Ambubeutel für Kinder, stattdessen für Erwachsene

Sicherheitsrisiken:

Sicherheitsrisiken/Gefahr/Fehler	Beschreibung
Sturzgefahr/Bett	- Bettgitter sind unten; Gefahr, dass Säugling sich dreht - ungebremstes Bett, Wegrutschen/Verletzungsgefahr bei der Behandlung
nicht sach- und fachgerechter Umgang mit Sauerstoffsensor/Sicherheitsrisiko/Sauerstoffsensor	- Sauerstoffsensor ist gelöst, falsche oder keine Sauerstoffsättigung wird angezeigt
nicht sach- und fachgerechter Umgang mit Sauerstoffbrille/Aquapack	- Sauerstoffversorgung ist nicht sichergestellt, Sauerstoffbrille und Aquapack sind nicht angeschlossen

Sicherheitsrisiken/Gefahr/ Fehler	Beschreibung
nicht sach- und fachgerechter Umgang mit Sauerstoffgerät/Sauerstoffsättigung	• falsch, zu niedrig eingestellte Sauerstoffabgabe, niedrige Sauerstoffsättigung
nicht sach- und fachgerechter Umgang mit Sauerstoffgerät/Monitor	• Alarme des Monitors sind ausgestellt, kein Hinweis auf adäquate Sauerstoffversorgung, zu wenig oder zu viel
nicht sach- und fachgerechter Umgang mit Absauggerät/Erstickungsgefahr	• fehlende Funktion/Absauganlage saugt nicht, im Notfall kann nicht abgesaugt werden
nicht sach- und fachgerechter Umgang mit Absaugkatheter	• Absaugkatheter sind in der falschen Größe vorhanden, es kann nicht adäquat abgesaugt werden
Aspirationsgefahr/Magensonde	• keine adäquate Lage der Magensonde, bei Nicht-Kontrolle und Gabe an Medikation/Nahrung → Aspirationsgefahr
Infektionsgefahr/Blasendauerkatheter	• Katheter hängt über Niveau, fehlende Diurese, Urin in gefüllter Blase kann nicht ablaufen
zu großer Ambubeutel	• falsche Größe des Ambubeutels, lebensbedrohliche Situation im Notfall, Neugeborenes kann ggf. nicht beatmet werden
Zu große Windelhosen	• zu große Windelhose für Säugling
Infektionsrisiko/Verband Zentraler Venenkatheter	• Infektionsrisiko bei nicht sachgerechtem Umgang mit Verbänden/ZVK und Verband Abdomen (post OP)
Hygiene	• gebrauchtes Verbandmaterial, Unordnung auf dem Nachttisch
Verwechslungsgefahr/Namensbändchen	• Säugling hat ein falsches Namensbändchen um

Sonstiges:

- das Bettschild/Erkennung am Bett ist richtig
- Zur Steigerung der Komplexität kann das Beispiel im interdisziplinären Team durchgeführt und erweitert werden.

Empfohlene Begleitdokumente:

- Pflegedokumentation
- Patientenkurve
- Dokumentation Monitoring

2.4.5 Fallbeispiel 5

3. Ausbildungsdrittel
Pädiatrie, Patientenzimmer, internistische/pulmologische Station
Kompetenzbereiche:

- Kompetenzbereich I
  - Pflegeprozess und Pflegediagnostik in akuten und dauerhaften Pflegesituationen verantwortlich planen, organisieren, gestalten, durchführen, steuern und evaluieren
- Kompetenzbereich II
  - Kommunikation und Beratung personen- und situationsorientiert gestalten
- Kompetenzbereich III
  - intra- und interprofessionelles Handeln in unterschiedlichen systemischen Kontexten verantwortlich gestalten und mitgestalten

Stammblatt:

Name, Vorname, Alter:	Luft, Leo, 7 Monate alt
Diagnosen: (ggf. in Haupt- und Nebendiagnosen aufteilen)	Hauptdiagnose: • V. a. Obstruktive Bronchitis
Allergien:	• keine bekannten Allergien
aktuelles Leiden:	• Verschlechterung des Allgemeinzustandes • starke Erschöpfung • Fieber • beschleunigte Atmung • Trinkschwäche/verringerte Trinkmenge
Diagnostik: (nicht in jedem Setting benötigt)	• Röntgen Thorax • Labor
körperliche/geistige Einschränkungen und Besonderheiten:	• normal entwickeltes Baby
sozialer Status:	• lebt in mit seinen Eltern in einer Großstadt • Er wird mit seiner Mutter stationär aufgenommen, da er noch voll gestillt wird.

Situationsbeschreibung:

Der sieben Monate alte Leo wurde gestern mit einem fieberhaften Infekt stationär aufgenommen. Er ist sehr schwach und erschöpft. Er hat schon seit mehreren Tagen Fieber und mochte auch nicht mehr richtig trinken. Die Atemfrequenz ist stark erhöht. Seine Mutter wird mit stationär aufgenommen. Sie pumpt ihre Muttermilch regelmäßig ab, damit weiterhin genügend Muttermilch für Leo da ist.

Leo hat eine Magensonde, eine Nasenbrille zur Sauerstoffversorgung und einen Sauerstoffsensor am rechten Fuß. Zurzeit wird er am Monitor mit SpO2 und EKG überwacht. Zusätzlich soll Leo mit einem Dosieraerosol inhalieren. Bei Bedarf hat er zusätzliche Medikamente. Er liegt in einem kleinen Bett mit Bettgitter.

Sie sind im Frühdienst und übernehmen die Versorgung von Leo. Ihre Praxisanleiterin steht Ihnen bei Fragen zur Verfügung.

Benötigtes Material:

- kleines Bett mit Bettgitter
- Kinder-Puppe
- O2-Sensor zur Sauerstoffmessung
- O2-Nasenbrille mit Sauerstoffanschluss
- Magensonde
- Flasche mit Muttermilch
- Händedesinfektionsmittel
- Medikationsplan
- Dosieraerosol ohne Aerosol (Salbutamol)

Raumvorbereitung:

- Puppe/Kind im Bett, Bettgitter sind unten
- Puppe hat eine Magensonde, nicht richtig fixiert
- O2-Nasenbrille sitzt nicht richtig (auch wegen Magensonde)
- Sauerstoffgabe ist zu wenig oder zu viel eingestellt und entspricht nicht den Anordnungen des Arztes
- EKG-Elektroden sind nicht richtig geklebt
- Alarmgrenzen am Monitor sind mit 72% SpO2 viel zu gering eingestellt
- O2-Sender am Fuß ist nicht richtig angeklebt
- Flasche mit Muttermilch steht im Bett und hat einen falschen Namen
- Dosieraerosol (leere Sprüheinheit) liegt im Bett ohne dazugehöriges Medikament

Sicherheitsrisiken:

Sicherheitsrisiken/Gefahr/Fehler	Beschreibung
Sturzgefahr/Bett	- Bettgitter ist nicht hochgezogen, Kind kann bei schnellen Bewegungen aus dem Bett fallen
Aspirationsgefahr/Magensonde	- keine adäquate Lage der Magensonde und nicht ausreichend fixiert, bei Nicht-Kontrolle und Gabe an Medikation/Nahrung → Aspirationsgefahr
Verletzungsgefahr/Magensonde	- Magensonde ist nicht ausreichend fixiert, Baby kann sich Magensonde ziehen

2.4 Fallbeispiele für die Pädiatrie

Sicherheitsrisiken/Gefahr/Fehler	Beschreibung
Verwechslungsgefahr/Flasche mit Muttermilch	• das Fläschchen mit der Muttermilch steht im Bett und hat einen anderen Namen
Aspirationsgefahr/Verabreichen der Nahrung	• Verabreichen des Fläschchens nicht im Liegen auf dem Wickeltisch
nicht sach- und fachgerechter Umgang mit Sauerstoffsensor	• Sauerstoffsensor ist nicht richtig am rechten Fuß fixiert, Auslösen/Nichtauslösen von Alarmen bei falschen Sauerstoffwerten • Alternative: Sauerstoffsensor ist zu fest am rechten Fuß angeklebt, fehlende Kontrolle, führt zu Hautirritationen/Dekubitus
nicht sach- und fachgerechter Umgang mit Sauerstoffnasenbrille	• die Sauerstoffnasenbrille sitzt nicht richtig, geringere Abgabe des Sauerstoffs
nicht sach- und fachgerechter Umgang mit Sauerstoffgerät/Monitor	• Alarme des Monitors sind falsch eingestellt, kein Hinweis auf adäquate Sauerstoffversorgung, zu wenig oder zu viel
nicht sach- und fachgerechter Umgang mit EKG-Elektroden	• die Elektroden sind nicht sach- und fachgerecht angebracht und könnten so zu falschen Ergebnissen/Werten führen, Gefahren können nicht erkannt werden
Medikamentenmanagement/Umgang mit Dosieraerosol	• auf einen sach- und fachgerechten Umgang mit dem Dosieraerosol sollte geachtet werden, das Aerosol ist nicht vorhanden, die Verabreichung ist nicht möglich
Medikamentenmanagement/falsche Gabe an Medikamenten	• die Bedarfsmedikation ist nicht ausreichend angeordnet, fehlende Angaben sind: Häufigkeit und Maximaldosis

Empfohlene Begleitdokumente:

- Medikamentenplan/ärztliche Anordnungen (Auszug)

Medikamente	Allgemeines	Uhrzeit
Salbutamol 1 A Pharma 0,1 mg Dosieraerosol	8 x 2 Hub	8 Uhr 11 Uhr 14 Uhr 17 Uhr 20 Uhr 23 Uhr 2 Uhr 5 Uhr

Medikamente bei Bedarf:

Medikamente	morgens	mittags	abends
Paracetamol Zäpfchen 125 mg bei Fieber			

Ärztl. Anordnung:

- AO: Sauerstoffgabe ab einem Grenzwert > 92 % SPO2

2.5 Fallbeispiele für die Gerontopsychiatrische Pflege

2.5.1 Fallbeispiel 1

Kompetenzbereiche:

- Kompetenzbereich I
  - Pflegeprozess und Pflegediagnostik in akuten und dauerhaften Pflegesituationen verantwortlich planen, organisieren, gestalten, durchführen, steuern und evaluieren
- Kompetenzbereich II
  - Kommunikation und Beratung personen- und situationsorientiert gestalten
- Kompetenzbereich III
  - intra- und interprofessionelles Handeln in unterschiedlichen systemischen Kontexten verantwortlich gestalten und mitgestalten
- Kompetenzbereich IV
  - das eigene Handeln auf der Grundlage von Gesetzen, Verordnungen und ethischen Leitlinien reflektieren und begründen

Stammblatt:

Name, Vorname, Jahrgang:	Schmerz, Susi, geb. 1935
Diagnosen: (ggf. in Haupt- und Nebendiagnosen aufteilen)	Hauptdiagnosen: • Alzheimer-Demenz • Bandscheibenvorfall Lendenwirbel • Spinalkanalstenose mit Prolaps LWK 4/5 • Hypertonie

2.5 Fallbeispiele für die Gerontopsychiatrische Pflege

Allergien:	• keine
aktuelles Leiden:	• bekannter Bandscheibenvorfall mit Spinalkanalstenose im Lendenwirbelbereich • chronische Schmerzen
Diagnostik: (nicht in jedem Setting benötigt)	• keine Relevanz
körperliche/geistige Einschränkungen und Besonderheiten:	• Demenz ist fortgeschritten • zeigt herausforderndes Verhalten, wenn sie sich überfordert fühlt
sozialer Status:	• Sie ist verheiratet, der Ehemann lebt in einer anderen Einrichtung.

Situationsbeschreibung:

Frau Schmerz ist 87 Jahre alt. Sie lebt seit einem Jahr in einer stationären Pflegeeinrichtung mit gerontopsychiatrischem Schwerpunkt. Sie ist in einer ländlichen Umgebung in der Nähe von Cottbus aufgewachsen. Die Familie hatte früher einen großen Obsthof, dieser wurde enteignet, woraufhin die Familie in den Westen flüchtete. Besonders belastend waren für Frau Schmerz und ihre Familie der Kriegseinsatz und die Verwundung des Vaters in Russland. Auch die durch die Flucht ärmlichen Verhältnisse haben sich in ihr Gedächtnis eingeprägt.

Frau Schmerz hat den Beruf der Schlosserin erlernt und war als Kranführerin im Stahl- und Walzwerk tätig. Sie ist seit über 60 Jahren verheiratet. Ihr Ehemann lebt in einer anderen Pflegeeinrichtung. Die gesetzliche Betreuung von den beiden übernimmt ihre Nichte. Aus ihrer Biografie und der Pflegedokumentation geht hervor, dass Frau Schmerz eine sehr hohe Schmerztoleranz hat und sich nur selten über Schmerzen beklagt. Krankheitsgefühle oder Unwohlsein äußert sie verbal selten bis gar nicht. In der Pflegedokumentation steht ausdrücklich, dass die Medikation nur unter Aufsicht eingenommen werden soll.

Sie sind im Frühdienst. In Begleitung Ihrer Praxisanleiterin gehen Sie zu Frau Schmerz, um sie bei der Körperpflege zu unterstützen. Sie finden Frau Schmerz sitzend, sichtlich erschöpft, auf ihrem Sessel in ihrem Zimmer vor. Sie hat sich selbst verschiedene Kleidungsstücke (Nachthemd, Unterhemd, Bluse, Pullover, Schuhe usw.) nicht in der richtigen Reihenfolge angezogen und sagt, dass sie sich eigenständig versorgt hat und keine Hilfe benötigt. Beim Versuch, sie zur Körperpflege zu bewegen, wird sie unruhig, verbal »aggressiv« und möchte, dass Sie beide das Zimmer verlassen.

Benötigtes Material:

- Puppe
- Stuhl bzw. Sessel
- Tisch

- unterschiedliche Kleidung, Schuhe (Hausschuhe)
- leere Gläser
- leere Flaschen Wasser o. ä.
- Utensilien, die auf dem Tisch liegen, mehrere Portionen Butter (abgepackt), mehrere Scheiben altes, vertrocknetes Brot etc.
- mehrere Päckchen mit Essensresten versteckt
- Medikamentendispenser mit Tabletten
- Auszug Pflegeplanung/Maßnahmenplanung/Risikoeinschätzung

Raumvorbereitung:

- Puppe sitzt im Stuhl bzw. mit Sessel am Tisch
- Puppe hat verschiedene Kleidungsstücke übereinander, nicht in der richtigen Reihenfolge
- Puppe hat am rechten Fuß den linken Hausschuh und am linken Fuß den rechten Hausschuh an
- Tisch ist vollgestellt mit allen möglichen Utensilien, die Portionspäckchen der Butter sind sortiert und übereinandergestapelt
- trockene Brotscheiben liegen ebenfalls sortiert und aufeinandergestapelt neben der Butter
- leere Gläser und leere Flaschen stehen auf dem Tisch
- Medikamentendispenser liegt gefüllt mit Tabletten auf dem Tisch
- im Raum sind mehrere Päckchen mit Essensresten versteckt
- in Pflegedokumentation befindet sich kein Hinweis auf eine Risikoschmerzeinschätzung und in Medikamentenplan kein Hinweis auf Schmerzmedikation
- weitere mögliche Ergänzung: zur Simulation des herausfordernden Verhaltens könnten die Arme angewinkelt nach oben zeigen

Sicherheitsrisiken:

Sicherheitsrisiken/Fehler/Gefahr	Beschreibung
Sturzgefahr/Schuhe	- Schuhe sind vertauscht, bei zu schnellem Loslaufen → Sturzgefahr
Medikamentenmanagement/falsche Einnahme	- Gefahr der selbständigen falschen Einnahme, Überdosierung oder Vergessen der Einnahme
Pflegeprozess/Pflegeplanung/falsche Durchführung	- Tablettendispenser liegt gefüllt im Zimmer, expliziter Hinweis laut Pflegeplanung wird nicht beachtet
Flüssigkeitsdefizit/Dehydratation/ Exsikkose	- leere Gläser und Flaschen, verringertes Durstempfinden, vergessen zu trinken

2.5 Fallbeispiele für die Gerontopsychiatrische Pflege

Sicherheitsrisiken/Fehler/ Gefahr	Beschreibung
Sicherheitsrisiko demenzielle Veränderung/allgemeines Verhalten Sammeln von fremden Gegenständen/ Essen	• Ansammlung von Butter und Brot, Kleidung Hinweis auf Verhaltensweise des »Sammelns« (Nahrung und allgemeine Gegenstände)
Ernährungsmanagement/ Gefahr der Vergiftung	• verdorbenes Brot/Essensreste stehen im Raum
Sicherheitsrisiko/herausforderndes Verhalten/Kommunikation	• herausforderndes Verhalten, dargestellt durch die abwehrende Haltung (Puppe zeigt mit den Armen nach oben) • bei einer Simulation mit einer Person/einem Schauspieler signalisiert diese verbal, dass sie in Ruhe gelassen werden möchte
Sicherheitsrisiko/herausforderndes Verhalten/Kommunikation/Schmerzen	• Simulation mit einer Person/einem Schauspieler: verbale Äußerungen und herausforderndes Verhalten, es ist jedoch bisher unklar, ob es sich um Schmerzen und/oder allgemeines Unwohlsein handelt o. ä.
Dokumentation/unvollständige Informationen/ Pflegeprozess/Pflegedokumentation	• kein Hinweis in der Pflegedokumentation auf Schmerzerfassung/Risikobereich, keine Maßnahmen in Pflegeplanung bei Schmerzen angegeben

Empfohlene Begleitdokumente:

- Auszug Pflegedokumentation
- in Anamnese Hinweis auf seltene Äußerungen über Schmerzen oder allgemeines Unwohlsein
- in Pflegeplanung/Maßnahmenplanung kein Hinweis auf Schmerzen
- fehlende Schmerzeinschätzung
- Medikamentenplan ohne Schmerzmedikation

2.5.2 Fallbeispiel 2

Kompetenzbereiche:

- Kompetenzbereich I
  - Pflegeprozess und Pflegediagnostik in akuten und dauerhaften Pflegesituationen verantwortlich planen, organisieren, gestalten, durchführen, steuern und evaluieren
- Kompetenzbereich II
  - Kommunikation und Beratung personen- und situationsorientiert gestalten
- Kompetenzbereich III

- intra- und interprofessionelles Handeln in unterschiedlichen systemischen Kontexten verantwortlich gestalten und mitgestalten
- Kompetenzbereich IV
  - das eigene Handeln auf der Grundlage von Gesetzen, Verordnungen und ethischen Leitlinien reflektieren und begründen

Stammblatt:

Name, Vorname, Jahrgang:	Eimer, Ernst, geb. 1943
Diagnosen: (ggf. in Haupt- und Nebendiagnosen aufteilen)	Hauptdiagnosen: • Alzheimer-Demenz • Arthrosen in den Gelenken
Allergien:	• keine
aktuelles Leiden:	• Verschlechterung des Allgemeinzustandes • starke Schmerzen in den Gelenken
Diagnostik: (nicht in jedem Setting benötigt)	• Mini Mental Status durchgeführt
körperliche/geistige Einschränkungen und Besonderheiten:	• vermehrte Desorientierung
sozialer Status:	• Hr. E. ist verwitwet und gerade in die Einrichtung eingezogen

Situationsbeschreibung:

Herr Eimer ist 1992 aus seinem Heimatland, bedingt durch den dort herrschenden Bürgerkrieg, geflüchtet. In Österreich verbrachte er zwei Jahre, dann kam er nach Deutschland und wurde Fußball-Trainer in Berlin. Später siedelte er um und arbeitete als Talent-Scout bei einem großen Bundesligaverein. Er war dort sehr angesehen und beliebt. Er hat Sportmanagement und Wirtschaft studiert, war vor seiner Trainerkarriere Fußballprofi, dies musste er bedingt durch eine Verletzung aufgeben und wurde dann Trainer.

Ein schwerer Schicksalsschlag war der plötzliche Tod seiner Ehefrau im Jahr 2019. Der Schicksalsschlag und die darauf gestellte Diagnose Alzheimer-Demenz führten zu einem schnellen Verlauf. Bis zum Einzug in eine Einrichtung mit gerontopsychiatrischem Schwerpunkt wurde Hr. E. zu Hause durch einen ambulanten Pflegedienst unterstützt.

Aktuell hat sich sein Zustand weiter verschlechtert, sodass der Einzug in eine stationäre gerontopsychiatrische Pflegeeinrichtung unausweichlich war. Aktuell hat er starke Schmerzen im Rücken und den Gelenken und dadurch starke Gangunsicherheiten entwickelt.

2.5 Fallbeispiele für die Gerontopsychiatrische Pflege

Herr Eimer ist erst seit wenigen Tagen in der Einrichtung, in der Sie selbst gerade Ihren gerontopsychiatrischen Einsatz absolvieren. Sie haben heute Spätdienst und sollen Herrn Eimer um 14:30 Uhr zur Nachmittagsbetreuung abholen und in den Wohnbereich begleiten. Sie finden Herrn Eimer im Schlafanzug, die Schlafanzughose hängt in den Knien. Herr Eimer ist sehr aufgeregt, steht vor einer großen Zimmerpflanze und spricht nur in seiner Muttersprache. Er wird zunehmend ungehaltener, weil Sie ihn nicht verstehen.

Benötigtes Material:

- Puppe
- Schlafanzug
- Socken
- Stuhl bzw. Sessel
- Tisch
- große Zimmerpflanze
- Mülleimer/Papierkorb
- Inkontinenzmaterial (Einlagen, Netzhosen etc.)
- Tageskleidung
- Stand/Wanduhr
- Pflegedokumentation

Raumvorbereitung:

- Puppe stehend vor der großen Zimmerpflanze mit Schlafanzug-Oberteil
- Schafanzughose runtergezogen bis in die Knie
- Puppe hat rutschige Socken an
- Simulation, Puppe hat in den Blumentopf uriniert
- im Bewohnerzimmer selbst liegen Inkontinenzmaterialien zum Trocknen, auf der Heizung, auf dem Tisch etc.
- im Papierkorb/Mülleimer liegen ebenfalls Inkontinenzmaterialien
- die Tageskleidung liegt ordentlich zusammengefaltet auf dem Stuhl
- Pflegedokumentation ohne Hinweis auf Kontinenz/Inkontinenz
- Pflegedokumentation ohne Hinweis auf Schmerzen oder Bedarfsmedikation, außer in der Anamnese/Biografie
- Pflegedokumentation ohne Hinweis auf Tagesstruktur/Orientierungshilfe
- Raum weist generell keine Orientierungshilfen wie Kalender, Beschriftung des Badezimmers, sonstige Hilfsmittel zur Tagesstrukturierung, Orientierung auf, außer die Uhr
- weitere mögliche Ergänzung: zur Simulation des herausfordernden Verhaltens könnten die Arme angewinkelt nach oben zeigen

Sicherheitsrisiken:

Sicherheitsrisiken/Fehler/Gefahr	Beschreibung
Sturzgefahr/Gangunsicherheit/rutschige Socken	• Rutschgefahr aufgrund der Socken und des unsicheren Gangbildes
Sturzgefahr/Schlafanzughose	• Schlafanzughose »hängt« runtergezogen in den Knien, Stolper- und Sturzgefahr
Fehler/keine Orientierungshilfen zur örtlichen Orientierung im Zimmer	• fehlende Orientierungshilfen, Auffinden des Badezimmers ist erschwert, Blumentopf/Papierkorb/Mülleimer werden als »Toilette« benutzt
Fehler/keine Orientierungshilfen zur zeitlichen Orientierung, Tagesstruktur im Zimmer	• Die Uhr erscheint nicht ausreichend, um eine Tagesstruktur einzuhalten, Hr. E. ist bereits im Schlafanzug, obwohl es erst nachmittags ist.
Hygiene/Gefahr der Geruchsentwicklung/Keimbelastung/Infektion	• gebrauchtes Inkontinenzmaterial wird zum Trocknen auf die Heizung gelegt und/oder versteckt
Sicherheitsrisiko demenzielle Veränderung/allgemeines Verhalten/Verstecken oder Trocknen von Inkontinenzmaterial	• Verstecken oder Trocknen von Inkontinenzmaterial
Sicherheitsrisiko demenzielle Veränderung/allgemeines Verhalten/Kommunikation	• bei einer Simulation mit einer Person/einem Schauspieler: Hr. E. spricht in seiner Muttersprache und merkt, dass Pflegekraft ihn nicht versteht, wird dadurch ungehalten
Dokumentation/unvollständige Informationen/Pflegeprozess/Pflegedokumentation	• keine Hinweise auf konkrete Orientierungsmaßnahmen (örtlich) und/oder konkrete Betreuungsmaßnahmen • keine Hinweise auf konkrete, tagesstrukturierende Elemente im Maßnahmenplan (individuelle Tagesstruktur) • kein Hinweis in der Pflegedokumentation auf Schmerzerfassung/Risikobereich, keine Maßnahmen in Pflegeplanung angegeben, bei Schmerzen • keine Hinweise in der Pflegedokumentation auf Kontinenz/Inkontinenz (kein Assessment/kein Miktionsprotokoll etc.)

Empfohlene Begleitdokumente:

- Auszug Pflegedokumentation, z. B. Pflegeplanung, Medikamentenmanagement (zur Erhöhung der Komplexität)

2.5.3 Fallbeispiel 3

Kompetenzbereiche:

- Kompetenzbereich I
  - Pflegeprozess und Pflegediagnostik in akuten und dauerhaften Pflegesituationen verantwortlich planen, organisieren, gestalten, durchführen, steuern und evaluieren
- Kompetenzbereich II
  - Kommunikation und Beratung personen- und situationsorientiert gestalten
- Kompetenzbereich III
  - intra- und interprofessionelles Handeln in unterschiedlichen systemischen Kontexten verantwortlich gestalten und mitgestalten
- Kompetenzbereich IV
  - das eigene Handeln auf der Grundlage von Gesetzen, Verordnungen und ethischen Leitlinien reflektieren und begründen

Stammblatt:

Name, Vorname, Jahrgang:	Traurig, Traute, geb. 1950
Diagnosen: (ggf. in Haupt- und Nebendiagnosen aufteilen)	Hauptdiagnosen: • Depression • beginnende Demenz Nebendiagnose: • bekannte Abhängigkeit von Schlaftabletten
Allergien:	• keine
aktuelles Leiden:	• Verschlechterung des Allgemeinzustandes
Diagnostik: (nicht in jedem Setting benötigt)	• keine Relevanz
körperliche/geistige Einschränkungen und Besonderheiten:	• vermehrt starke depressive Phasen • Suizidgedanken
sozialer Status:	• Fr. T. lebt seit zwei Jahren in der Einrichtung, hat wenig Kontakte • ist verwitwet und hat keine Angehörigen

Situationsbeschreibung:

Frau Traurig ist sehr zurückhaltend und ihr fällt es schwer, Kontakt zu Mitmenschen aufzunehmen. Sie war verheiratet und lebte mit ihrem Mann in einer engen Symbiose. Das Paar hat keine Kinder, wenig Bekannte und lebte insgesamt sehr zurückgezogen. Seit ihrer Jugend leidet Frau Traurig bereits in immer wiederkehrenden depressiven Phasen, die sich mit dem Alter zunehmend verstärken.

Frau Traurig ist nach dem Tod ihres Mannes in eine Einrichtung mit gerontopsychiatrischem Schwerpunkt gezogen, in der Hoffnung, dass sie Anschluss finden würde, und um nicht mehr so alleine zu sein und vor allem, um nicht kochen zu müssen.

Doch das Gegenteil ist eingetreten, sie zieht sich vor allem seit der gerade gestellten Diagnose Demenz noch mehr in ihr Zimmer zurück. Sie sitzt oft teilnahmslos in ihrem Stuhl. Sie hat kein Interesse am Leben im Wohnbereich und den anderen Bewohnern des Wohnbereichs. Das Betreuungsangebot findet sie unerträglich. Und die anderen Angebote erscheinen ihr schrecklich, da ihr Kopf nicht mehr mitmacht. Das Leben ohne ihren Mann empfindet sie als aussichtslos. Der Gedanke, ihrem Leben endlich ein Ende zu setzen, erscheint ihr derzeit der einzige Ausweg.

Sie sind im Frühdienst, kurz vor dem Examen und sollen zum ersten Mal alleine Frau Traurig bei der Morgentoilette unterstützen. Sie finden Frau Traurig zusammengesunken auf ihrem Sessel im Nachthemd, nahezu teilnahmslos. Sie hält das Bild ihres Mannes in den Händen und sagt Ihnen erneut, dass sie nicht mehr leben möchte.

Benötigtes Material:

- Puppe
- Nachthemd
- Kleidung/Bademantel mit Bademantelgürtel
- langer Schal
- eingerichtetes Bewohnerzimmer
- Bild/Bilder des Ehemanns
- Stuhl bzw. Sessel
- Tisch
- hochkalorische Trinknahrung
- Abendessen und Frühstückstablett mit Essen
- Medikamentendispenser mit Tabletten + zusätzliche einzelne Tabletten
- Desinfektionsmittel
- Glasflasche/Flaschen mit alkoholischen Flüssigkeiten
- Pflegedokumentation
- Betreuungsplan
- Medikamentenplan

Raumvorbereitung:

- Puppe sitzend im Nachthemd, auf einem Sessel
- Bild des Ehemanns »in der Hand« oder auf einem Tisch
- Zimmer sieht unordentlich aus, das Abendessen und auch das Frühstück stehen unangetastet im Bewohnerzimmer

- Bettwäsche stark verunreinigt
- mehrere Päckchen hochkalorische Trinknahrung stehen unberührt im Bewohnerzimmer
- mehrere Flaschen Desinfektionsmittel verteilt (Alkohol)
- Glasflasche/Flaschen mit alkoholischen Flüssigkeiten
- Bademantel mit Bademantelgurt liegt auf dem Bett/Glasflasche/Flaschen mit alkoholischen Flüssigkeiten
- langer Schal auf dem Bett
- Medikamentendispenser liegt gefüllt auf dem Tisch mit zusätzlich weiteren Tabletten (Diazepam/Lorazepam)
- Betreuungsplan mit 2 x wöchentlich Kochgruppe und »Demenztraining«
- Medikamentenplan mit angeordnetem Diazepam/Lorazepam
- Pflegedokumentation: kein Hinweis auf Gewichtsverlust/Gewichtsverlauf
- Pflegebericht: kein Hinweis auf Besonderheiten bzw. Aussagen, dass Bewohnerin sich umbringen möchte

Sicherheitsrisiken:

Sicherheitsrisiken/Fehler/Gefahr	Beschreibung
Ernährung/Gewichtsverlust	• Abendessen und Frühstück stehen noch im Bewohnerzimmer • hochkalorische Trinknahrung wird nicht getrunken
Hygiene/Gefahr eines Selbstversorgungsdefizits/mangelnder Antrieb	• Zimmer ist unordentlich, nicht aufgeräumt, Bettwäsche verunreinigt, Bewohnerin sitzt »noch« im Nachthemd
Suizidgefahr/Desinfektionsmittel/Flaschen mit alkoholischen Flüssigkeiten	• Desinfektionsmittel, weitere Alkoholquellen stehen im Zimmer; Desinfektionsmittel/Alkohol könnte getrunken werden
Suizidgefahr/Bademantelgürtel/langer Schal/Strangulationsgefahr	• Bademantelgürtel/langer Schal liegen offensichtlich im Zimmer
Suizidgefahr/Tabletten	• Medikamentendispenser und weitere Tabletten liegen vor der Bewohnerin auf dem Tisch
Medikamentenmanagement/Verabreichung falscher Medikation	• Medikamentendispenser gefüllt mit Diazepam/Lorazepam bei bekanntem Abusus von Schlafmitteln
Medikamentenmanagement/falsche ärztliche Anordnung	• im Medikamentenplan ersichtlich, die Anordnung des Arztes, bei bekanntem Abusus von Schlafmitteln
Fehler/Betreuungsangebot/keine Berücksichtigung der Biografie und aktuelle Situation (Diagnose Demenz)	• Betreuungsangebot mit zweimal pro Woche Kochgruppe und Demenztraining wird angeboten

2 Umsetzung des Konzeptes Room of Horrors in der generalistischen Ausbildung

Sicherheitsrisiken/Fehler/ Gefahr	Beschreibung
Dokumentation/unvollständige Informationen/ Pflegeprozess/Pflegedokumentation	• keine Hinweise auf Gewichtsverlust, kein Gewichtsverlauf erkennbar • keine Hinweise auf konkrete, tagesstrukturierende Elemente im Maßnahmenplan (individuelle Tagesstruktur bei depressiven Menschen) • keine Hinweise im Pflegebericht auf Verschlechterung des Allgemeinzustandes der Bewohnerin, kein Hinweis auf Suizidgedanken

Empfohlene Begleitdokumente:

- Auszug Pflegedokumentation
- Maßnahmenplanung und ggf. Dokumentation der Betreuung
- Medikamentenplan mit Anordnung von Diazepam 20 mg abends und zusätzlich Lorazepam (Tavor®) 1,0 mg morgens und abends
- Auszug Pflegedokumentation, z. B. Pflegeplanung, Medikamentenmanagement (zur Erhöhung der Komplexität)

2.5.4 Fallbeispiel 4

Kompetenzbereiche:

- Kompetenzbereich I
  - Pflegeprozess und Pflegediagnostik in akuten und dauerhaften Pflegesituationen verantwortlich planen, organisieren, gestalten, durchführen, steuern und evaluieren
- Kompetenzbereich II
  - Kommunikation und Beratung personen- und situationsorientiert gestalten
- Kompetenzbereich III
  - intra- und interprofessionelles Handeln in unterschiedlichen systemischen Kontexten verantwortlich gestalten und mitgestalten
- Kompetenzbereich IV
  - das eigene Handeln auf der Grundlage von Gesetzen, Verordnungen und ethischen Leitlinien reflektieren und begründen

Stammblatt:

Name, Vorname, Jahrgang:	Laut, Ludwig, geb. 1942
Diagnosen: (ggf. in Haupt- und Nebendiagnosen aufteilen)	Hauptdiagnosen: • Alzheimer-Demenz
Allergien:	• keine

aktuelles Leiden:	• Verschlechterung des Allgemeinzustandes
Diagnostik: (nicht in jedem Setting benötigt)	• keine Relevanz
körperliche/geistige Einschränkungen und Besonderheiten:	• weit fortgeschrittenes Stadium • starke Hinlauftendenzen und herausforderndes Verhalten durch lautes Rufen/Schreien
sozialer Status:	• lebt seit kurzem in der Einrichtung und zeigt vermehrt herausforderndes Verhalten

Situationsbeschreibung:

Herr Laut lebt seit Kurzem in der Pflegeeinrichtung aufgrund der rapiden Verschlechterung seines Allgemeinzustandes infolge der fortschreitenden Demenz. Er lebte bisher mit seiner Frau in der nächsten Kreisstadt. Von da aus ist er immer wieder losgelaufen, barfuß in das nächstgelegene Dorf. Meistens trug er in einer Umhängetasche seine Schuhe mit sich. Dies hat sich seit dem Einzug in die Einrichtung auch nicht verändert. In der Einrichtung ist er ebenfalls ständig in Bewegung und läuft ziellos im Haus und der Gartenanlage umher. Herr Laut hat sich bereits mehrfach aus der Einrichtung entfernt und wurde von der örtlichen Polizei wieder zurückgebracht.

Herr Laut ist meist sehr aufgebracht, lässt sich kaum beruhigen und ruft laut und ständig nach seiner Ehefrau Gerta. Aufgrund seines Verhaltens haben sich die Pflegedienst- und Einrichtungsleitung dazu entschlossen, ihn in den beschützenden Bereich der Einrichtung zu verlegen. Herr Laut ist studierter Jurist und arbeitete lange als Abteilungsleiter in einer großen deutschen Bank. Er ist immer sehr sportlich gewesen und gerne gereist.

Sie sind im Frühdienst und sollen mit Ihrem Praxisanleiter Herrn Laut bei der Morgentoilette unterstützen. Sie begegnen ihm bereits angezogen im Wohnbereich, barfuß und mit seiner Umhängetasche mit den Schuhen. Aus der Übergabe wissen Sie, dass Herr Laut in der Nacht nicht geschlafen hat, weil er unbedingt in »sein Dorf« laufen wollte.

Benötigtes Material:

- Puppe
- Kleidung
- Umhängetasche mit Schuhen
- Medikamentenplan
- Pflegedokumentation

Raumvorbereitung:

- Puppe stehend im Wohnbereich/Flur oder Fenster/vor der verschlossenen Tür des Wohnbereichs
- die Puppe ist angezogen, barfuß
- Puppe hat die Umhängetasche mit Schuhen über der Schulter
- Pflegedokumentation, Pflegebericht ohne Hinweise auf einen richterlichen Beschluss zur Unterbringung in einem geschlossenen Wohnbereich
- Pflegebericht/Pflegeverlauf
- Ergänzung: zur Simulation des herausfordernden Verhaltens könnten die Arme angewinkelt nach oben zeigen, das laute Rufen könnte mittels eines A4-Blattes mit dem Namen der Ehefrau an die Puppe geheftet werden

Sicherheitsrisiken:

Sicherheitsrisiken/Fehler/ Gefahr	Beschreibung
Sturzgefahr/Übermüdung	• Herr Laut ist sehr lange wach und in stetiger Bewegung
Sturzgefahr/Bewegungsdrang	• immer und fortwährendes Laufen, im Wohnbereich/ Einrichtung/Gartenanlage und Verlassen der Einrichtung
Sturzgefahr/verschobener Tag-Nacht-Rhythmus	• ggf. schlechte Sichtverhältnisse/Dunkelheit auf dem Wohnbereich/Zimmer/weniger Personal im Nachtdienst
Eigen- oder Fremdgefährdung/Hinlauftendenz	• durch das Hinlaufen in »sein Dorf«, Verlassen der Einrichtung, nicht zurückfinden in die Einrichtung (fehlende Orientierung, Überforderung)
Ernährung/Gefahr der Mangelernährung	• ständiges und stetiges Laufen, hoher Kalorienverbrauch, vergisst Nahrung zu sich zu nehmen
Ernährung/Gefahr der Hypoglykämie	• hoher Bewegungsdrang, andauernde körperliche Anstrengungen, fehlende Nahrungsaufnahme
Dokumentation/unvollständige Informationen/ Pflegeprozess/Pflegedokumentation	• kein Hinweis auf freiheitsentziehende/freiheitseinschränkende Maßnahmen, Unterbringung in einem beschützenden Bereich • keine Hinweise auf Gewichtsverlust, kein Gewichtsverlauf erkennbar, Ernährungsrisiko nicht erkannt • keine Hinweise auf konkrete, tagesstrukturierende Elemente im Maßnahmenplan, verschobener Tag- und Nacht-Rhythmus
Fehler/Betreuungsangebot/ kein Hinweis auf biografische Daten (Schuhe in der Umhängetasche), fehlendes Angebot	• fehlendes Angebot an Betreuungsmaßnahmen

Empfohlene Begleitdokumente:

- Auszug Pflegedokumentation
- Maßnahmenplanung
- Pflegebericht
- ggf. Dokumentation der Betreuung

2.6 Fallbeispiele für die Allgemeine Psychiatrische Pflege (Akut-Psychiatrie)

2.6.1 Fallbeispiel 1

Kompetenzbereiche:

- Kompetenzbereich I
  - Pflegeprozess und Pflegediagnostik in akuten und dauerhaften Pflegesituationen verantwortlich planen, organisieren, gestalten, durchführen, steuern und evaluieren
- Kompetenzbereich II
  - Kommunikation und Beratung personen- und situationsorientiert gestalten
- Kompetenzbereich III
  - intra- und interprofessionelles Handeln in unterschiedlichen systemischen Kontexten verantwortlich gestalten und mitgestalten
- Kompetenzbereich IV
  - das eigene Handeln auf der Grundlage von Gesetzen, Verordnungen und ethischen Leitlinien reflektieren und begründen

Stammblatt:

Name, Vorname, Jahrgang:	Wahn, Wanda, geb. 1960
Diagnosen: (ggf. in Haupt- und Nebendiagnosen aufteilen)	Hauptdiagnosen: • schizoaffektive Störung, gegenwärtig depressiv
Allergien:	• keine
aktuelles Leiden:	• akute Wahnvorstellung • Halluzinationen • aktuell bestehende suizidale Absichten
Diagnostik: (nicht in jedem Setting benötigt)	• Blutentnahme zur Spiegelkontrolle

körperliche/geistige Einschränkungen und Besonderheiten:	• zunehmende wahnhafte Gedanken
sozialer Status:	• lebt alleine in einer kleinen Wohnung • ein ambulanter Pflegedienst unterstützt bei der Medikamentengabe und bei der Hauswirtschaft

Situationsbeschreibung:

Frau Wahn kommt aus der Modebranche. Sie war in jungen Jahren ein angesagtes Model und ist auch heute noch eine sehr schöne und elegante Frau. Sie war nie verheiratet und hat sich einen guten Bekanntenkreis aufgebaut. In den letzten Jahren hat sie sich immer mehr zurückgezogen und immer wieder vermehrte Wahnvorstellungen entwickelt.

Aus dem Bericht der Notaufnahme können Sie Folgendes entnehmen: Pat. wurde mit einer Überdosis Tavor® in suizidaler Absicht eingeliefert. Sie hat einen Abschiedsbrief geschrieben. Sie betont, sie habe sich ihr ganzes Leben lang durchkämpfen müssen und jetzt fehle ihr einfach die Kraft. Sie wollte sich verabschieden und habe einfach Ruhe gebraucht. Sie äußert, dass ihr Denken beeinträchtigt sei, und es fühle sich alles an wie in einem Traum.

Ihre aktuelle Wahnentwicklung zeigt sich in Dysmorphobien und Coenästhesien. Fr. Wahn äußert in voller Überzeugung, sie sei das schwarze Schaf und nur die schönen Menschen hätten es leichter im Leben. Sie sei extrem hässlich mit ihrer Zahnprothese und der fleckigen Haut. Sie ist überzeugt, dass ihre Hautveränderungen durch die Einnahme von Psychopharmaka kommen. Zudem rieche sie selbst sehr stark nach Fäkalien. Sie hat außerdem die Wahnidee, keine Krankenkasse würde ihren selbstverschuldeten Krankenhausaufenthalt sowie den Aufenthalt hier bezahlen und damit den einhergehenden Verarmungswahn, dass »ihr Geld nicht reicht«.

Sie sind im Vertiefungseinsatz in einer psychiatrischen Akut-Klinik eingesetzt. Sie haben die Aufgabe, Frau Wahn bei der Körperpflege zu unterstützen. Sie sind im Frühdienst, Sie klopfen an die Zimmertüre im 8. Stock des Hauses und betreten das Zimmer. Frau Wahn liegt noch im Bett. Insgesamt macht Frau Wahn einen sehr verwirrten Eindruck. Zudem wundert Frau Wahn sich über die Bettseitenteile und fürchtet nun, man wolle ihr willentlich etwas antun.

Benötigtes Material:

- Puppe, ggf. Person
- Nachthemd
- Pflegebett mit Bettgitter
- Patientenklingel
- Nachtschrank
- zwei Medikamentendispenser

2.6 Fallbeispiele für die Allgemeine Psychiatrische Pflege (Akut-Psychiatrie)

- Medikamentenplan
- Pflegedokumentation, Pflegebericht
- Patientenzimmer mit geöffnetem Fenster

Raumvorbereitung:

- Puppe hat ein (eigenes) Nachthemd angezogen
- Puppe sitzt im Pflegebett im Patientenzimmer, die Hände liegen jeweils rechts und links auf den Bettgittern
- das Bett ist hoch eingestellt
- die Bettgitter sind hochgezogen
- Patientenklingel liegt nicht in Reichweite
- Medikamentendispenser von der Nacht und der neue Medikamentendispenser liegen in Reichweite auf dem Nachtschrank
- Fenster ist »zum Lüften« weit geöffnet
- Medikamentenplan und Pflegedokumentation liegen offen (für jeden einsehbar) auf dem Nachttisch
- Medikamentenplan enthält z. B. eine falsche Dosierung von Clozapin/Tavor® und Haldol® und Valium® (hochdosiert) zur Nacht (zu hohe Dosierung)
- Medikamentenplan – ärztliches Handzeichen fehlt
- Pflegedokumentation, ärztliche Anordnung, Medikamentengabe unter Beobachtung und nicht eigenständig
- Pflegebericht mit fehlenden Informationen bzgl. der hochgezogenen Bettgitter und des hochgefahrenen Bettes

Sicherheitsrisiken:

Sicherheitsrisiken/Fehler/Gefahr	Beschreibung
Sturzgefahr/Bettgitter	- Bettgitter sind hochgezogen bei einer mobilen Patientin, Fr. W. könnte über die Bettgitter steigen
Sturzgefahr/Pflegebett	- Bett ist viel zu hoch eingestellt
Sturzgefahr/Patientenruf	- Patientenruf nicht in Reichweite
Sturzgefahr/Medikamentenmanagement/falsche Dosierung	- Diazepam wurde zusätzlich zu den Medikamenten angesetzt, ggf. Überhang der Medikation
freiheitsentziehende Maßnahmen/Pflegedokumentation	- Bettgitter ohne Hinweis in der Pflegedokumentation nach oben gezogen, fehlende Einwilligung der Patientin - kein Hinweis seitens des behandelnden Arztes (richterlicher Beschluss für freiheitseinschränkende oder freiheitsentziehende Maßnahmen)
Medikamentenmanagement/falsche Einnahme	- Gefahr der selbständigen falschen Einnahme - Überdosierung oder Vergessen der Einnahme

Sicherheitsrisiken/Fehler/ Gefahr	Beschreibung
Medikamentenmanagement/falsche Anordnung	• Medikamentenplan enthält falsche/zu viele Medikamente (Hinweis: Überdosierung von Tavor®, Suizidversuch) • fehlendes Handzeichen des anordnenden Arztes
Pflegeprozess/Pflegeplanung/falsche Durchführung	• Medikamentendispenser liegen gefüllt im Zimmer
Sicherheitsrisiko/Suizidalität	• weit geöffnetes Fenster im 8. Stock
Sicherheitsrisiko/Datenschutz	• Pflegedokumentation ist für Dritte einsehbar, personenbezogene Daten
Pflegeprozess/Pflegeplanung/Pflegebericht/Kommunikation	• ärztliche und pflegerische Anamnese ist für Patientin einsehbar, ohne entsprechende Kommunikation mit der Patientin, Unverständnis seitens der Patientin, ggf. Verschlechterung der derzeitigen akuten Situation der Patientin
Pflegeprozess/Kommunikation	• aus Pflegebericht weder ersichtlich, warum Bettseitenschutz nach oben gezogen wurde, noch ob mit der Patientin im Vorfeld darüber ge- bzw. dies besprochen wurde

2.6.2 Fallbeispiel 2

Kompetenzbereiche:

- Kompetenzbereich I
  - Pflegeprozess und Pflegediagnostik in akuten und dauerhaften Pflegesituationen verantwortlich planen, organisieren, gestalten, durchführen, steuern und evaluieren
- Kompetenzbereich II
  - Kommunikation und Beratung personen- und situationsorientiert gestalten
- Kompetenzbereich III
  - intra- und interprofessionelles Handeln in unterschiedlichen systemischen Kontexten verantwortlich gestalten und mitgestalten
- Kompetenzbereich IV
  - das eigene Handeln auf der Grundlage von Gesetzen, Verordnungen und ethischen Leitlinien reflektieren und begründen

2.6 Fallbeispiele für die Allgemeine Psychiatrische Pflege (Akut-Psychiatrie)

Stammblatt:

Name, Vorname, Jahrgang:	Angst, Andreas, geb. 1959
Diagnosen: (ggf. in Haupt- und Nebendiagnosen aufteilen)	Hauptdiagnosen: • generalisierte Angst • psychische und Verhaltensstörungen durch Sedativa, Hypnotika, schädlicher Gebrauch • Panikstörung Nebendiagnosen: • Benzodiazepin-Abhängigkeit • mittelgradige depressive Episoden
Allergien:	• Nussallergie
aktuelles Leiden:	• Unruhezustände • Angstzustände • akute Panikattacken • Schlafstörung • Appetitlosigkeit und Gewichtsverlust
Diagnostik: (nicht in jedem Setting benötigt)	• Barthel-Index 100
körperliche/geistige Einschränkungen und Besonderheiten:	• vermehrte Desorientierung
sozialer Status:	• lebt mit seiner Ehefrau in einer Eigentumswohnung

Situationsbeschreibung:

Anton Angst lebt mit seiner Frau in einer großen Eigentumswohnung in einem kleinen Dorf. Gemeinsam hat das Paar eine Tochter. Insgesamt ist die Ehe sehr harmonisch, Hr. Angst hat seine Frau bereits mit Anfang zwanzig geheiratet. Er hat in jungen Jahren im elterlichen Hotel gearbeitet und eine Ausbildung angefangen, die aber nie beendet wurde, da der Vater früh an einer Leberzirrhose verstorben ist. Das Hotel wurde nach einigen Jahren verkauft, da die Familie es nicht mehr halten konnte. Gemeinsam mit seiner Frau ist Hr. A. damals weggezogen und arbeitet seither als Quereinsteiger in der Verwaltung des ortsansässigen Arbeitsamtes.

Inzwischen ist er im Ruhestand und mit dem Ruhestand haben sich seine Ängste und Panikattacken verstärkt. Im Moment ist es so schlimm, dass er nicht mehr schlafen kann, keinen Appetit hat und bereits 6 kg abgenommen hat. Herr A. führt den Auslöser seines jetzigen Zustandes auf die langen Lockdown-Zeiten, die Pandemie und dem Ukraine-Krieg zurück. Insbesondere morgens treten die Angst- und Panikattacken auf, er klagt dann über Schmerzen in den Beinen, es gelingt ihm nicht mehr, sich zu beruhigen. Er verlässt seine Wohnung nicht mehr, aus Angst, er schafft es nicht mehr zurück und bricht zusammen. In einer ambulanten Psychotherapie wurde ihm gesagt, er solle sich entspannen und spazieren gehen. Das hat ihm nicht weitergeholfen, sondern die Situation nur noch verschlimmert. Zudem wurden einige Medikamente ausprobiert, die er alle nicht vertragen hat. Inzwischen nimmt er eigenständig weit mehr Tavor® als die vorgesehene angeordnete Dosierung.

Sie sind im Vertiefungseinsatz und sollen den erstellten Beschäftigungs- und Entspannungsplan mit Herrn Angst besprechen. Dieser wurde von den Kollegen aus der Sozialtherapie erstellt, jedoch ohne Rücksprache mit der Pflege. Sie treffen Herrn Angst in seinem Zimmer auf dem Bett sitzend an, wie er vor sich hin grübelt. Mit anwesend ist seine Tochter, die beim Gespräch dabei sein möchte und Ihnen sehr viele Fragen bzgl. Verlauf und Therapien stellt. Ihr Praxisanleiter steht Ihnen bei Fragen zur Verfügung, ist jedoch nicht mit in der Gesprächssituation.

Benötigtes Material:

- Puppe, ggf. Person
- ggf. zweite Puppe
- Kleidung
- Bett und Nachttisch
- Patientenzimmer
- Frühstück
- Mittagessen, Nusskuchen
- Medikamentenpackung Tavor®
- Pflegedokumentation
- Medikamentenplan
- Betreuungs- und Entspannungsplan

Raumvorbereitung:

- Puppe angezogen mit seiner eigenen Kleidung
- sitzend auf der Bettkante, Kopf auf die Hände aufgestützt
- ggf. zweite Puppe mit im Zimmer (Tochter)
- auf dem Nachtschrank stehen das Frühstück und das Mittagessen
- Nusskuchen liegt als Nachtisch auf dem Essenstablett
- Nachttisch-Schublade ist offen, eine Packung Tavor® liegt in der Schublade
- Pflegedokumentation, Gewichtsverlust nicht dokumentiert
- Pflegedokumentation, Ernährungsrisiko nicht erkannt
- Medikamentenplan mit falschen Anordnungen
- aus Pflegedokumentation geht nicht hervor, ob eine Auskunftsvollmacht für die Tochter vorliegt
- Betreuungs- und Entspannungsplan, erstellt durch Sozial-/Therapieteam, Therapie- und Entspannungsangebot ist für einen anderen Patienten (Namen vertauscht)

2.6 Fallbeispiele für die Allgemeine Psychiatrische Pflege (Akut-Psychiatrie)

Sicherheitsrisiken:

Sicherheitsrisiken/Fehler/Gefahr	Beschreibung
Medikamentenmanagement/eigenständige Einnahme/Überdosierung	• Packung Tavor® im Nachtschrank
Pflegeprozess/Pflegeplanung/falsche Durchführung	• eigene Medikamente wurden nicht gesehen bzw. der Ehefrau mitgegeben
Ernährung/Gefahr allergische Reaktion	• Nusskuchen wurde als Nachtisch geliefert bei dokumentierter Nussallergie
Dokumentation/unvollständige Informationen/Pflegeprozess/Pflegedokumentation	• Gewichtskontrolle/Verlauf ist nicht ersichtlich in der Pflegedokumentation/Risiko wurde nicht erkannt
Medikamentenmanagement/falsche Anordnung (Ärzte)	• Escitalopram nicht wirksam, nach Angaben der Ärzte, im Medikamentenplan aufgeführt
Sicherheitsrisiko/Datenschutz/personenbezogene Daten/Pflegeprozess	• fraglich keine Auskunftsvollmacht gegenüber der Tochter ersichtlich
Kommunikation/Interaktion	• ohne Einwilligung des Vaters und/oder einer offiziellen Auskunftsvollmacht kein Gespräch/Informationsaustausch mit der Tochter
Dokumentation/unvollständige Informationen/Schnittstellen	• keine Rücksprache im interdisziplinären Team bzgl. Betreuungs- und Entspannungsplan
Dokumentation/unvollständige Informationen	• falscher Betreuungs- und Entspannungsplan/Namen vertauscht (anderer Patient)

Empfohlene Begleitdokumente:

- Auszug Medikamentenplan (exemplarisches Beispiel)

Medikamentenplan:

Medikament	Dosierung	Darreichung	morgens	mittags	abends	nachts
Opipramol	50 mg	p. o.	0	0	1	0
Mitrazapin	30 mg	p. o.	0	0	1	1/2
Lorazepam	1 mg	p. o.	0,5	0	0	0
Escitalopram Heumann	10 mg	p. o.	1	0	0	0
Bedarfsmedikation						
Tavor®	1 mg	p. o.	bis zu 3 x tgl. 0,5 mg			

Ärztliche Kurzanamnese und Diagnostik (Auszug):

Diagnostik	• generalisierte Angststörung, Panikstörung, mittelgrad. depressive Episode
Symptomatik	• Unruhezustände, Angstzustände, Panikattacken, Schlafstörung, Appetitlosigkeit, Gewichtsverlust, soz. Rückzug
Anlass	• keine ausreichende ambulante Behandlung, medikamentöse Strategie unklar wegen versch. Nichtvertragens
Somatisches	
Wohnen	• lebt mit Ehemann in einer Eigentumswohnung, keine Hilfen bislang
Rechtliches	
Medikation	• nicht vertragen: Escitalopram (in erster depressiver Episode vertragen, in zweiter Episode nicht mehr) • nicht wirksam: Valdoxan® • gut vertragen: Quetiapin
Wochenziel	• klinische Beobachtung, Einbinden in das Therapieprogramm
mittelfristiges Ziel	• Psychoedukation, Angstbewältigungsstrategien, Tagesstruktur
Entlassplanung	• zurück nach Hause

2.6.3 Fallbeispiel 3

Kompetenzbereiche:

- Kompetenzbereich I
  - Pflegeprozess und Pflegediagnostik in akuten und dauerhaften Pflegesituationen verantwortlich planen, organisieren, gestalten, durchführen, steuern und evaluieren
- Kompetenzbereich II
  - Kommunikation und Beratung personen- und situationsorientiert gestalten
- Kompetenzbereich III
  - intra- und interprofessionelles Handeln in unterschiedlichen systemischen Kontexten verantwortlich gestalten und mitgestalten
- Kompetenzbereich IV
  - das eigene Handeln auf der Grundlage von Gesetzen, Verordnungen und ethischen Leitlinien reflektieren und begründen

Stammblatt:

Name, Vorname, Jahrgang:	Essen, Esther, geb. 2000
Diagnosen: (ggf. in Haupt- und Neben- diagnosen aufteilen)	Hauptdiagnosen: • Anorexia nervosa Nebendiagnose: • zwanghafte Persönlichkeitsstörung
Allergien:	• keine
aktuelles Leiden:	• Verschlechterung des Allgemeinzustandes • Zwangseinweisung
Diagnostik: (nicht in jedem Setting benötigt)	• BMI 15,5 • Gewichtsverlust von 1,5 Kilo in der letzten Woche • Puls 55 • Körpertemperatur 36,2 °C
körperliche/geistige Einschränkungen und Besonderheiten:	• sehr reduzierter Allgemeinzustand • keine Krankheitseinsicht • Realitätsverlust in Bezug auf das eigenen Körperbild
sozialer Status:	• lebt alleine in einer kleine Studentenwohnung in Hamburg

Situationsbeschreibung:

Frau Essen wurde über die Hausärztin aufgrund ihres deutlich reduzierten Allgemeinzustands in die psychiatrische Klinik zwangseingewiesen. Frau Essen studiert derzeit in Hamburg internationales Management und hat sich zum Ziel gesetzt, Jahrgangsbeste zu sein, damit sie anschließend einen sehr guten Job in einer internationalen Firma bekommt. Sie lebt alleine in einer kleinen Wohnung. Dies kommt ihr sehr gelegen, denn mit anderen zusammen zu wohnen ist für sie unvorstellbar. In ihrem eigenen Reich kann sie schalten und walten und nach ihren eigenen Vorstellungen putzen und Ordnung halten. Sie ist sehr organisiert. Sie beschäftigt sich ständig mit Details und stellt für sich Regeln und Listen zusammen. Zudem ist sie stark perfektionistisch veranlagt, leistungsorientiert, ehrgeizig und geht oft über ihre Grenzen. Sie hat kaum Freunde und gönnt sich selbst selten etwas. Zudem fühlt Frau Essen sich immer zu dick und hässlich und leidet unter starken Minderwertigkeitskomplexen. Diese versucht die sie durch ihre guten Leistungen im Studium zu kompensieren. Neben dem Studium macht Frau Essen extrem viel Ausdauersport und ernährt sich nach eigenen Angaben vegan. An manchen Tagen nimmt sie auch nur eine Gemüsesuppe zu sich oder isst einen veganen kalorienarmen Joghurt. Sie ist der festen Überzeugung, dass es schlanke Frauen einfacher im Business haben.

Fr. Essen ist aufgrund einer hartnäckigen Erkältung, starker Müdigkeit und Antriebsarmut zu ihrer Hausärztin gegangen, die sie postwendend hier in die Klinik eingewiesen hat. Verstehen kann Frau Essen das ganze Drama um ihren Zustand nicht und sie verstehe auch gar nicht, warum sie jetzt hier in der Klinik sei. Schließlich sei sie gegen ihren Willen in der Klinik.

Sie sind Auszubildende im Vertiefungseinsatz auf Station. Sie stehen kurz vor dem Examen und begleiten Ihre Praxisanleiterin zum ersten Kennenlernen und der Besprechung des weiteren Vorgehens des Klinikaufenthaltes der Patientin. Sie treffen Frau Essen in ihrem Patientenzimmer an, stehend am Waschbecken. Die Patientin wäscht sich intensiv die Hände, sie sind bereits rot aufgrund des anhaltenden und dauerhaften Waschens.

Benötigtes Material:

- Puppe, ggf. Person
- Sportkleidung
- Patientenzimmer
- Waschbecken
- Seife, verschiedene Sorten
- eigene Tabletten, Diuretika (rezeptfrei), Abführmittel
- hochkalorische Trinknahrung
- hochkalorische Ernährung i. v.
- Infusionsständer
- Pflegedokumentation
- Pflegebericht
- ärztl. Anordnung

Raumvorbereitung:

- Puppe in ihrer Sportkleidung
- stehend am Waschbecken
- mehrere Seifenprodukte stehen am Waschbecken, alle bereits angefangen
- hochkalorische Trinknahrung ist unter der Matratze des Bettes versteckt, weitere im Nachtschrank
- eigene Tabletten, Abführmittel und rezeptfreie Diuretika sind ebenfalls im Nachtschrank versteckt
- Infusionsständer mit hochkalorischer Ernährung i. v. – Rollklemme ist »zu«, sodass keine Infusion laufen kann
- Pflegedokumentation, ärztl. Anordnung, Bettruhe, tgl. Gewichtskontrolle
- Pflegedokumentation, fehlende Dokumentation, rechtliche Unterbringung nach PsychKG
- Pflegedokumentation, fehlende Dokumentation über ärztl. Aufklärungsgespräch bzgl. der Einweisung und Krankheitsverlauf

2.6 Fallbeispiele für die Allgemeine Psychiatrische Pflege (Akut-Psychiatrie)

Sicherheitsrisiken:

Sicherheitsrisiken/Fehler/Gefahr	Beschreibung
Ernährung/Gewichtszunahme	• hochkalorische Trinknahrung wird nicht getrunken, sondern versteckt • Rollklemme am Infusionsbesteck ist zugedreht, Infusion kann nicht einfließen
Medikamentenmanagement/ eigenständige Einnahme/Diuretika und Abführmittel	• eigene Medikamente liegen im Nachtschrank/ Schublade
Dokumentation/unvollständige Informationen/ Pflegeprozess/Pflegedokumentation	• fehlende Dokumentation der rechtlichen Unterbringung nach PsychKG
Kommunikation/Interaktion	• fehlende Dokumentation, Arztgespräch mit Patientin
ärztliche Dokumentation/falsche Anordnung/tgl. Gewichtskontrolle	• tgl. Gewichtskontrolle, somit Fokus auf Gewichtzunahme, könnte sich negativ auf den Behandlungsverlauf der Patientin auswirken
Pflegeprozess/Pflegeplanung/falsche Durchführung	• keine Beachtung der angeordneten Bettruhe
Dokumentation/unvollständige Informationen/Pflegeprozess/ Pflegedokumentation	• keine Hinweise auf konkrete, tagesstrukturierende Elemente im Maßnahmenplan
Dokumentation/unvollständige Informationen/Schnittstellen	• kein Hinweis auf psychosomatisches Konsil und möglichen Therapievorschlag

Empfohlene Begleitdokumente:

- Um die Komplexität im Fallbeispiel zu erhöhen, kann der Fokus weiter auf die Pflegeplanung, Medikamentenmanagement etc. gelegt werden.

2.6.4 Fallbeispiel 4

Kompetenzbereiche:

- Kompetenzbereich I
  - Pflegeprozess und Pflegediagnostik in akuten und dauerhaften Pflegesituationen verantwortlich planen, organisieren, gestalten, durchführen, steuern und evaluieren
- Kompetenzbereich II
  - Kommunikation und Beratung personen- und situationsorientiert gestalten
- Kompetenzbereich III
  - intra- und interprofessionelles Handeln in unterschiedlichen systemischen Kontexten verantwortlich gestalten und mitgestalten

- Kompetenzbereich IV
  - das eigene Handeln auf der Grundlage von Gesetzen, Verordnungen und ethischen Leitlinien reflektieren und begründen

Stammblatt:

Name, Vorname, Jahrgang:	Grenze, Greta, geb. 2002
Diagnosen: (ggf. in Haupt- und Nebendiagnosen aufteilen)	Hauptdiagnosen: • emotionale instabile Persönlichkeitsstörung • Borderline-Persönlichkeit Nebendiagnose: • Suizidalität • Wundinfektion an den Armen
Allergien:	• keine
aktuelles Leiden:	• Verschlechterung des Allgemeinzustandes • Suizidalität
Diagnostik: (nicht in jedem Setting benötigt)	• keine Relevanz (ggf. Assessment für hohe Suizidalität)
körperliche/geistige Einschränkungen und Besonderheiten:	• selbstverletzendes Verhalten • suizidale Absichten
sozialer Status:	• von ihrer ersten großen Liebe verlassen • lebt in einer eigenen Wohnung im Mehrfamilienhaus der Eltern

Situationsbeschreibung:

Fr. Grenze wohnt mit ihrer großen Familie gemeinsam in einem Mehrfamilienhaus. Das Haus ist Eigentum und grenzt an einen großen Garten an. Das Haus steht in einer sehr ländlichen Gegend. Greta ist das dritte von insgesamt fünf Kindern der Familie. Sowohl ihre zwei älteren Geschwister als auch ihre beiden jüngeren Geschwister stehen meist im Mittelpunkt. Die Eltern beachten Fr. G. kaum und schenken ihr, bereits seit ihrer frühen Kindheit, nur wenig Aufmerksamkeit. Fr. G. fühlt sich oft alleine, nicht gesehen und leer. Sie berichtet, sie könne machen, was sie wolle – schreien, lachen, laut sein, artig sein, gute Noten oder schlechte Noten mit nach Hause bringen –, die Eltern zeigen sich ihr gegenüber gleichgültig. Fr. G. hat einen einigermaßen guten Kontakt zu ihren jüngeren Geschwistern, von ihren beiden älteren Geschwistern wird sie ebenso gleichgültig behandelt wie von ihren Eltern. Freizeitaktivitäten sind nahezu unmöglich im Dorf, es gibt keinen Bus und auch keine Möglichkeit, ohne Auto in die nächstgrößere Kreisstadt zu kommen. Ihre Eltern sehen es nicht ein, Fr. G. beispielsweise zum Sport zu fahren. Das Gefühl der Leere nahm während der Pubertät stetig zu. Der einzige Ausweg, etwas zu erleben oder überhaupt etwas zu fühlen, war sich selbst zu verletzen. Inzwischen sind ihre beiden Arme und Oberschenkel übersäht mit Schnittwunden. Die jüngsten Schnittwunden sind stark entzündet, da sie sich zusätzlich starke Verbrennungen über das Ausdrücken von Zigaretten zugezogen hat. Zudem hat Fr. G. versucht, sich mit einem Rasiermesser die Pulsadern aufzuschneiden. Auslöser des Suizidversuchs sei die Trennung von ihrem ersten festen Freund und die erneute große und vor allem emotionale Leere. Gefunden wurde sie in ihrem eigenen Schlafzimmer von der Mutter. Diese hat die Einweisung in die Psychiatrie veranlasst.

Sie sind im Vertiefungseinsatz und sollen Fr. G. unterstützen und motivieren zu duschen und die Wundversorgung durchzuführen. Ihre Praxisanleiterin ist mit auf Station und steht Ihnen für Rückfragen zur Verfügung, ist aber nicht mit Ihnen in der direkten Versorgung. Frau G. liegt in ihrem Bett und ist mit einem Bauchgurt fixiert. Fr. G. ist irritiert und äußert, dass sie mit ihrer Mutter in der Cafeteria verabredet sei.

Benötigtes Material:

- Puppe, ggf. Person
- Kleidung
- Patientenzimmer
- Patientenbett
- Bauchgurt für Fixierung
- Verbandmaterial
- Nachtschrank
- Frühstückstablett mit Frühstück und Essensbesteck, Gabel und Messer
- Päckchen Zigaretten sind im Nachtschrank versteckt
- Feuerzeug
- Kosmetikbeutel mit Nagelschere, Einmalrasierer und Glätteisen

Raumvorbereitung:

- Puppe/Person liegt angezogen im Bett
- Päckchen Zigaretten sind im Nachtschrank versteckt
- Feuerzeug liegt in Reichweite
- an beiden Unterarmen und Handgelenken jeweils Wundverbände, blutig und verkrustet
- Frühstückstablett mit spitzen, scharfen Gegenständen wie Gabel und Messer
- Kosmetikbeutel mit Nagelschere, Einmalrasierer und Glätteisen stehen in Reichweite im Nachtschrank
- Pflegedokumentation; kein Hinweis auf Fixierung in der Nacht, Bauchgurt (Eigen- oder Fremdgefährdung)
- Pflegedokumentation, Pflegebericht
- Wunddokumentation

Sicherheitsrisiken:

Sicherheitsrisiken/Fehler/Gefahr	Beschreibung
Eigen- oder Fremdgefährdung/Zuführen von weiterer Verbrennung oder Selbstverletzung	• Tablett steht in Reichweite mit spitzen Gegenständen und Feuerzeug
Eigen- oder Fremdgefährdung/Zuführen von Selbstverletzungen	• Kosmetikbeutel mit Einmalrasierer und Nagelschere, Glätteisen stehen im Nachtschrank
Eigen- oder Fremdgefährdung/freiheitsentziehende/ freiheitsbeschränkende Maßnahmen	• Fixierung über Bauchgurt, fraglich, ob sinnhafte Fixierungsmaßnahme, Arme können frei bewegt werden
Dokumentation/unvollständige Informationen/ Pflegeprozess/Pflegedokumentation	• kein Hinweis in der Pflegedokumentation über Fixierungsmaßnahmen, Gründe oder Notwendigkeit, kein richterlicher Beschluss vorliegend
Fehler/Fixierung Bauchgurt	• Fixierung Bauchgurt, Arme sind frei beweglich
Dokumentation/unvollständige Informationen/ Pflegeprozess/Pflegedokumentation	• kein Hinweis in der Pflegedokumentation und über Ausgangsregelungen
Kommunikation/Interaktion	• kein Aufklärungsgespräch mit der Patientin über Ausgangsregelungen
Infektionsgefahr/Wundverband	• Wundverbände sind blutig und verkrustet

Empfohlene Begleitdokumente:

Um die Komplexität im Fallbeispiel zu erhöhen, kann der Fokus weiter auf die Pflegeplanung, Medikamentenmanagement etc. gelegt werden.

3 Praxiserfahrung mit dem Room of Horrors

3.1 Raum des Schreckens – Gefahren und Risiken im Patientenzimmer erkennen

Giulia Lara Saxer

Aufgrund des strategischen Entscheids der Spitalleitung des Universitätsspitals Basel (USB), dem Thema Patientensicherheit mehr Gewicht und Relevanz beizumessen, etablierte sich 2016 die Abteilung Patientensicherheit und war bis 2020 bei der Ärztlichen Direktion verortet. Im Rahmen der spitalweiten Reorganisation gehört die Abteilung Patientensicherheit nun zur Medizinischen Direktion. Die Abteilung Patientensicherheit ist für die strategische Planung und Umsetzung eines umfassenden Programms für die Weiterentwicklung der Patientensicherheit im USB verantwortlich (z. B. Förderung der spitalweiten Sicherheitskultur, Implementierung, Evaluation und Umsetzung von Verbesserungsmaßnahmen und Projekten).

Im USB wurde der »Raum des Schreckens« erstmals 2017 im Rahmen der CareArt-Tagung unter dem Motto »Patientensicherheit – zwischen Anspruch und Wirklichkeit« als Workshop[2] angeboten.[3] Die Resonanz darauf war so gut, dass der Workshop zur Simulationsübung »Spurensuche im Raum des Schreckens« weiterentwickelt und seitdem auf Anfrage für Stationen und Teams angeboten wurde (▶ Abb. 1). In der Folge nahm das USB im Jahr 2019 an der Aktionswoche der Stiftung Patientensicherheit Schweiz teil (Interaktives Lernen im Room of Horrors). So wurde die Simulationsübung für Pflegefachpersonen, Ärztinnen und Ärzte auf sechs Bettenstationen mit unterschiedlichen Szenarien durchgeführt.[4] Und für den Operationsbereich wurde ein Walk-In »Raum des Schreckens« für die vier Fachdisziplinen Gynäkologie, Orthopädie, Neurochirurgie und Herzchirurgie eingerichtet (▶ Abb. 2).[5]

Inzwischen wird der »Raum des Schreckens« sechsmal pro Jahr bei der Einführung für alle neuen Pflegefachpersonen und Hebammen durchgeführt, einmal jährlich für die Masterstudierenden Pflegwissenschaft der Uni Basel sowie für die

---

2 In Zusammenarbeit mit der Abteilung Intensivmedizin des USB
3 In Anlehnung an Farnan, J.M., Gaffney, S., Poston, J.T. et al. (2016). *Patient safety room of horrors: a novel method to assess medical students and entering residents' ability to identify hazards of hospitalization.* BMJ Quality & Safety, 25, 153–158. doi: 10.1136/bmjqs-2015–004621
4 In Zusammenarbeit mit dem Qualitätsmanagement OP Pflege des USB
5 In Zusammenarbeit mit dem Qualitätsmanagement OP Pflege des USB

Berufseinsteigerinnen und Berufseinsteiger im USB. Zudem wird die Übung auch auf Anfrage der Stationen/Abteilungen als interne Fortbildung angeboten. Während wir für den Einführungstag ein allgemeineres Szenario entwickelt haben, bieten wir für die Stationen/Abteilungen maßgeschneiderte Fallbeispiele an, die dem Patientenprofil der jeweiligen Abteilung entsprechen, wie beispielsweise Innere Medizin, Onkologie oder Thoraxchirurgie, und somit eine hohe Alltagsrelevanz aufweisen.

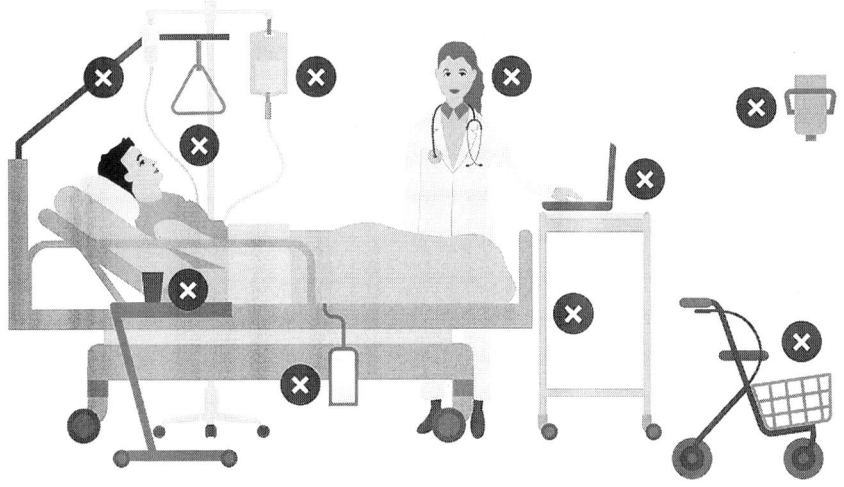

Abb. 1: Beispielhafte Fehlerquellen im »Raum des Schreckens« für Bettenstationen (© Universitätsspital Basel, 2021)

Unser Fazit der letzten Jahre als Durchführende: Weniger ist mehr. Diese Simulationsübung zeichnet sich durch ihren »genügsamen« Charakter aus. Die Einrichtung eines »Raums des Schreckens« benötigt lediglich Simulationspuppen und alltägliche Krankenhausutensilien wie beispielsweise Infusionsständer, Patientenhemd und Verbandsmaterialien. Auch nach fünf Jahren hat die Simulationsübung weder an Aktualität noch an Attraktivität verloren. Dennoch stellt uns die Durchführung immer wieder vor Herausforderungen. So ist ein hohes Maß an Flexibilität gefordert: zum einen, was die Szenarien angeht (individuell für jede Station, damit eine hohe Relevanz erzielt werden kann), und zum andern bezüglich der Örtlichkeit der Durchführung. Unserer Erfahrung nach gelingen die Simulationsübungen am besten, wenn sie auf den entsprechenden Stationen in einem nichtbelegten Patientenzimmer durchgeführt werden können. Für uns Durchführende bedeutet das, die Simulationspuppe(n) samt Material von einem Ort zum anderen zu transportieren.

Eine Gruppengröße von sechs Personen pro Simulationspuppe erachten wir als sinnvoll, damit die Möglichkeit besteht, die Teilnehmenden hinsichtlich ihrer Strategien zu beobachten (z. B. wohin geht der erste Blick, wenn sie das Patientenzimmer betreten, welche Fragen stellen sie sich und dem Patienten), um diese

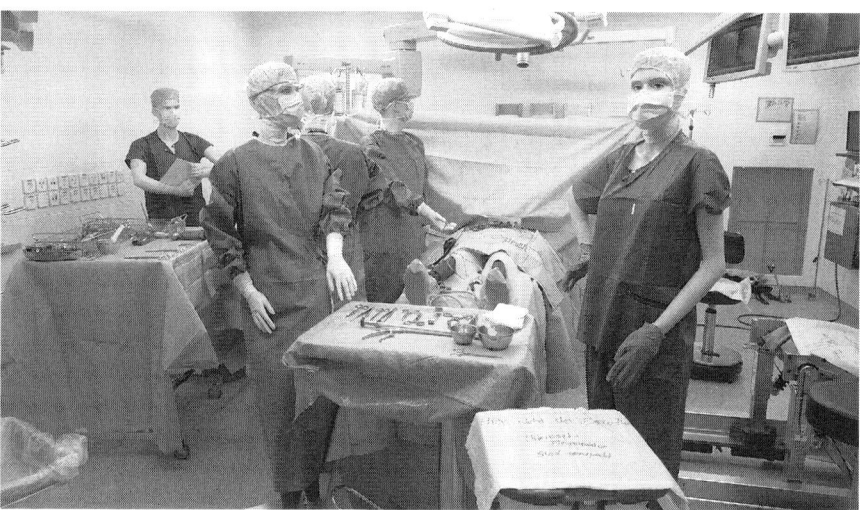

Abb. 2: Walk-In-Szenario im Operationsbereich am weltweiten Tag der Patientensicherheit
(© Universitätsspital Basel, 2019)

Beobachtungen gezielt in der Diskussion aufzunehmen. Für die Durchführung samt Diskussion und Reflexion empfehlen wir einen zeitlichen Rahmen von etwa 60 Minuten. Weiter sind die Aneignung von Fachwissen (bei sehr spezialisierten Szenarien) und die Vorbereitung mit den Fachpersonen der Stationen wichtige Faktoren für eine erfolgreiche Durchführung.

Neben der örtlichen Organisation und Flexibilität der Szenarien (unterschiedliche Szenarien je nach Fachdisziplin, nach Berufsgruppen, nach Größe) stellt der interprofessionelle Anspruch eine weitere Herausforderung dar. Ideal wären interdisziplinäre und interprofessionelle Durchführungen der Simulationsübungen, um das gegenseitige Verständnis der Tätigkeiten sowie die Zusammenarbeit durch ein gemeinsames Erleben und Problemlösen zu fördern. Im Rahmen der Aktionswoche 2019 gelang uns das auch, jedoch war dies nur mit großen planerischen und organisatorischen Anstrengungen möglich (z. B. gezielte Absprachen mit Chefärzten und Stationsleitungen, Freistellungen, vorgängige Teilnehmerlisten). Die Durchführungen der Simulationsübungen zeigten, dass sich die Beteiligten mit ihrer eigenen Fehler- und Gefahrenerkennung auseinandersetzen (z. B. mit welchem Gefahren-Fokus ein Patientenzimmer betreten wird). Es konnte beobachtet werden, dass einige Teilnehmende die Situationen sofort durch Korrekturmaßnahmen zu entschärfen suchten (z. B. leere Desinfektionsmittelspender aufzufüllen oder das Patientenbett herunterzufahren, um die Sturzgefahr zu minimieren). Besonders positiv fiel die gemeinsame und interdisziplinäre Zusammenarbeit während der Übungen auf. Sowohl die Ärzteschaft als auch die Pflegefachpersonen fanden im jeweils anderen »Kompetenzbereich« Fehler, Risiken und Gefahren und sprachen diese an. Dieser kritische und offene Austausch wurde von den Teilnehmenden sehr geschätzt und hilft dabei, den Schwerpunkt auf die Erkennung, Einordnung und Minderung von möglichen kritischen Ereignissen zu legen.

Das Debriefing mit den Teilnehmenden nach der Simulationsübung stellt uns als Durchführende immer wieder vor Herausforderungen. Zum einen muss die psychologische Sicherheit vermittelt werden (Fehler dürfen angesprochen werden), andererseits muss auch Know-how zum Vorgehen in Gefahrensituationen vermittelt werden können. Eine vertiefte Auseinandersetzung mit spezifischen Themen oder Risikobereichen ist vor allem dann möglich, wenn für die Simulationsübung – Vorbereitung, Durchführung und Debriefing – genügend Zeit zur Verfügung steht. Da Zeit eine knappe Ressource ist, versuchen wir diese in den Übungen bestmöglich zu nutzen, indem Diskussionen angeregt werden, die die eigenen Handlungs- und Denkweisen beleuchten und reflektieren, beispielsweise weshalb manche eingebaute Fehler eher gefunden werden als andere und was für Strategien die Teilnehmenden haben, um überhaupt Fehler im Patientenzimmer zu entdecken. Während der Debriefings wird u. a. der Frage nachgegangen, ob die Teilnehmenden alleine genauso viele Gefahren und Fehler entdecken würden. Die Antwort fällt meist eindeutig aus: »Vier Augen sehen mehr als zwei.« Die Wichtigkeit der Zusammenarbeit im Team durch gegenseitige Unterstützung wird meist deutlich hervorgehoben. Die gemeinsame Anreicherung an Informationen kann der menschlichen Fehlerfalle, Informationen aus der Umwelt in Bezug auf die eigenen Erwartungen zu interpretieren, entgegenwirken (»you will find what you're looking for«). Zum Abschluss der Simulationsübung wird den Teilnehmenden ein Pocket Guide ausgehändigt, der als Hilfsmittel verwendet werden kann, um systematisch auf Gefahren zu fokussieren (▶ Abb. 3). Wir bieten zudem an, den Pocket Guide je nach Bedürfnissen anzupassen und für die Stationen zu individualisieren.

Beispiel-Rückmeldungen von Teilnehmenden:

- »Es ist immer wieder gut, aus dem Alltag gehoben und sich wieder der Gefahren bewusst zu werden.«
- »Einen eigenen Ablauf/Checkliste festlegen, um möglichst wenig Fehler und Gefahren zu übersehen. Besonders hilfreich vor allem in stressigen Situationen.«
- »Die passiven, nicht bewussten inneren Abläufe werden wieder bewusst.«
- »Mit Kolleginnen und Kollegen lassen sich einfacher Fehler finden, da unterschiedliche Erfahrungen vorhanden sind.«
- »Eine innere Struktur ist sinnvoll und muss ggf. wieder mal bewusst eingesetzt werden.«
- »Systematische Antrittskontrolle auch selbstständig erstellen. Von Umgebung zu Infusionen, Drainagen, Redon etc. zum Patient. Die Prioritäten leiten sich vom jeweiligen Patienten ab. Vorteilhaft: Rapport zu zweit […] Checklisten nutzen, aber hier macht die Menge das Gift. Lieber weniger Checklisten, dafür diese dann richtig machen.«

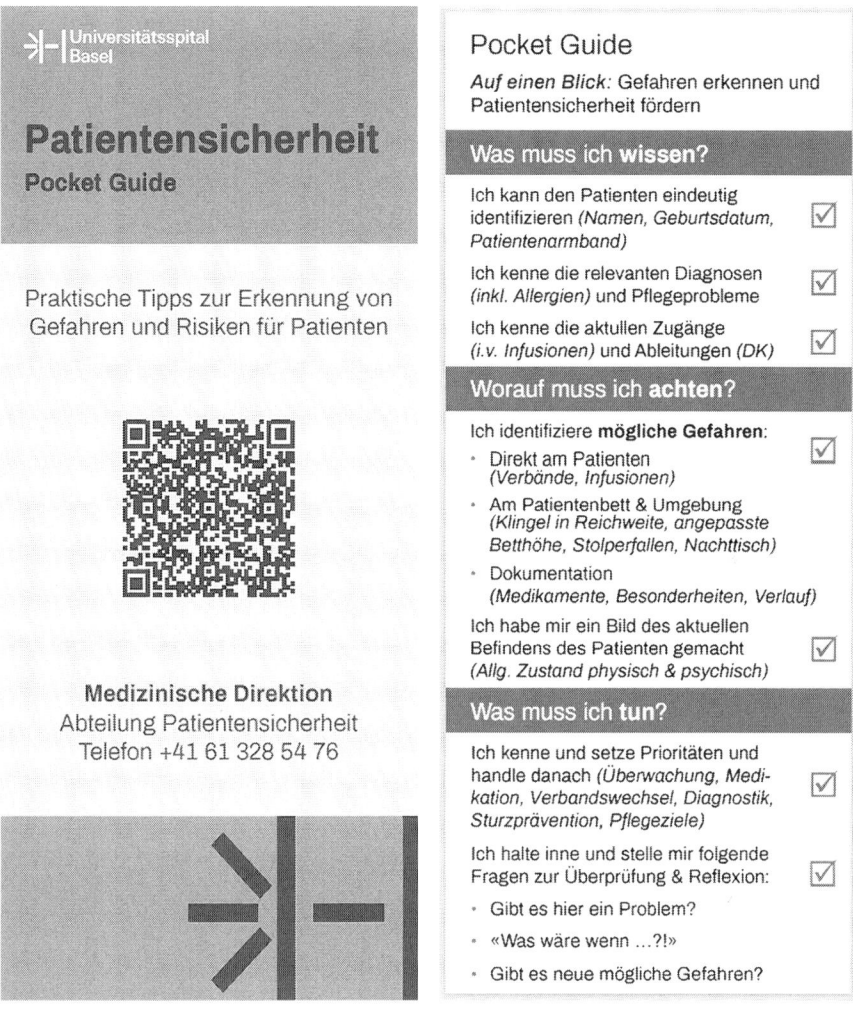

Abb. 3: Pocket Guide in Brusttaschengröße (Vorderseite und Rückseite) (© Universitätsspital Basel, 2022)

Ausblick

Ich kann mir sehr gut vorstellen, den »Raum des Schreckens« zeitlich und räumlich zu entkoppeln, damit die Mitarbeitenden selbst entscheiden können, wann und von wo aus sie an der Simulationsübung teilnehmen möchten.

Die Simulationsübung »Raum des Schreckens« wird neu auch als webbasierte Applikation in Form eines 360-Grad-Raumes aufgebaut und 2023 im Universitätsspital Basel im Rahmen eines Future Friday präsentiert. Der Fokus soll weiterhin auf der Auseinandersetzung der eigenen Fehler- und Gefahrenerkennung liegen (z. B. mit welchem Gefahrenfokus ein Patientenzimmer betreten wird, welche Gefahren werden schnell erkannt, welche werden kaum entdeckt), aber eine webbasierte Applikation bietet diverse Vorteile und Erweiterungsmöglichkeiten gegenüber der aktuellen Simulationspraxis (z. B. orts- und zeitungebundene Durchführungen möglich, Hinterlegen von nützlichen Zusatzinformationen und somit die Steigerung von Wissensgenerierung und Wissensvermittlung).

3.2 Raum des Horrors – von der Idee zur Umsetzung

Andrea Käppeli

Seit 2016 wird im Spital Muri das Konzept »Raum des Horrors« umgesetzt. Das Spital Muri ist ein öffentlich-rechtliches, regionales akutsomatisches Krankenhaus im Kanton Aargau mit dem Auftrag der gesundheitlichen Grundversorgung der Bevölkerung. Als Leiterin der Praxisentwicklung, Pflegeexpertin MScN, gehört es zu meinen Aufgaben für eine hohe Pflegequalität, funktionierende interprofessionelle Zusammenarbeit und sichere Abläufe zu sorgen. Auf das Konzept »Raum des Horrors« bin ich über den Newsletter der Stiftung für Patientensicherheit Schweiz (2016) gestoßen. Darin wurde die Studie von Farnan et al. (2016) vorgestellt. Diese spielerische, transferorientierte Herangehensweise hat mich sofort fasziniert, da die Sensibilisierung für Patientensicherheitsrisiken im hektischen Alltag wenig Platz findet. Dies zeigen beispielsweise die Meldungen des Critical Incident Reporting Systems (CIRS), Rückmeldungen von Patienten wie auch eigene Beobachtungen, Qualitätsmessungen und Audits. Diese Ausgangspunkte nutze ich, um mit dem Raum des Horrors den Transfer von theoretischem Wissen in die Praxis umzusetzen. Je nach Absicht kann ein Fachgebiet oder ein besonderer Ort ins Zentrum gestellt werden. Am liebsten probiere ich immer wieder Neues aus. Da das Krankenhaus interdisziplinär organisiert ist, gibt es aus allen Fachbereichen Themen, die zu bearbeiten sind. Durch den generalistischen Ansatz spricht der »Raum des Horrors« jeweils viele Mitarbeitende gleichzeitig an.

Ein eingerichtetes Krankenzimmer stellt meist die Grundlage für den Raum des Horrors dar. Oftmals verwende ich eine Patientensituation aus dem realen Klinikalltag und »verstecke« darin Patientensicherheitsrisiken. Das Equipment ergibt sich direkt aus den vorhandenen Utensilien, was den Aufwand für die Einrichtung und Materialbeschaffung niedrig hält. Während bei den ersten Durchführungen die Skelette der Anatomielehre herhalten mussten, habe ich inzwischen einige Schaufensterpuppen angeschafft. Sie tragen Patientenwäsche und unterstreichen so den Realitätsbezug – und tragen häufig zur humorvollen Atmosphäre bei.

Grundsätzlich lassen sich unterschiedliche Szenarien gestalten. Oftmals sind sie alltäglich und unspektakulär. Das bedeutet für die Inszenierung, dass die Einrichtung des Raums pragmatisch ist und dem Alltag entspricht: Es braucht keine speziellen Extras oder spektakuläre Materialien. Einen eingerichteten Raum des Horrors lasse ich über mehrere Tage bestehen. Der Raum kann problemlos als

»Selbstläufer« eingerichtet werden, das bedeutet, dass Mitarbeitende sich mit einer klaren Aufgabenstellung selbstständig und zeitunabhängig im Raum des Horrors bewegen können. Das ergibt maximale Flexibilität, die gerade im Schichtbetrieb äußerst wünschenswert ist. So können Randzeiten oder Wochentage genutzt werden, an denen normalerweise keine Weiterbildungen stattfinden.

Die Auswahl der Lernsequenzen begrenze ich auf ca. zehn Gefahren, Sicherheitsrisiken oder potenzielle Fehler. Der Raum des Horrors soll übersichtlich bleiben. Auch der zeitliche Aspekt begründet diese Anzahl, denn die Mitarbeitenden haben begrenzt Zeit, sich auf Spurensuche zu begeben. Ich habe beobachtet, dass übersichtliche Szenarien mit einer Prise Humor und Kreativität häufiger von den Mitarbeitenden aufgesucht werden – manchmal auch mehrmals von denselben Personen.

Der Raum des Horrors richtet sich an unterschiedliche Adressaten. Um den interprofessionellen Charakter zu unterstützen, wähle ich die Gefahren aus verschiedenen Perspektiven. Es macht Sinn, dass alle Bildungsstufen (Personen mit wenig Bildungshintergrund bis hin zu Akademikern) und diverse Berufsgruppen angesprochen sind. Der Fokus liegt auf denjenigen, die gemeinsam für die medizinisch-pflegerische Behandlung zuständig sind. Wenn es gelingt, in interprofessionell gemischten Gruppen (Pflegende, Ärzte, Therapeuten, Raumpflegende etc.) auf Spurensuche zu gehen, ist das Lernerlebnis besonders wertvoll. Fehler oder Gefahren werden häufiger in kleinen Teams entdeckt. Auf diese Art steigt die Transferleistung, indem im »geschützten Rahmen« oft konkrete Situationen der aktuellen Praxis verglichen und Schlüsse gezogen werden.

Die Evaluation zeigt, dass vor allem der Prozess der Gefahrenerkennung und der Austausch darüber im intra- und interprofessionellen Team im Zentrum steht. Diese Form ist auf den Wissenstransfer und die Anwendung von Wissen ausgerichtet. Es kommt vor, dass Teilnehmende z. B. aus der Theorie alle sturzbegünstigenden Faktoren aufzählen könnten – jedoch im Simulationsraum die Sturzgefahren nicht auf Anhieb erkennen. Das Ziel besteht darin, das Auge entsprechend zu trainieren. Hilfsmittel wie Checklisten und Standards sind dabei unterstützend. Um eine qualitative Auswertung der Lernsituationen zu erstellen, können die gefunden Gefahren in einer z. B. minimal strukturierten Checkliste eingezogen und ausgewertet werden. Diese Checkliste ist einerseits ein Hilfsmittel, um die gefundenen Gefahren zu notieren – andererseits geben die Mitarbeitenden dies zur Auswertung ab und ermöglichen mir damit eine Evaluation der Durchführung. So konnte festgestellt werden, dass z. B. das Schild »Bettruhe« und bereitgestellte Gehhilfsmittel durch Pflegemitarbeitende selten festgestellt werden, den Therapien stach dies rasch ins Auge. Um den Rücklauf dieser Checkliste zu steigern, setze ich gern eine Form von Wettbewerb ein und verlose unter allen abgegebenen Checklisten, unabhängig von der Anzahl und Qualität der gefundenen Fehler, einige Preise (z. B. Gutschein für Mittagessen im hausinternen Restaurant).

Eine spezielle Herausforderung war der »Raum des Horrors« im Rahmen einer öffentlichen Veranstaltung (Tag der offenen Tür anlässlich des 100. Geburtstages des Spitals Muri). Hierbei waren Besucher angesprochen, im »Raum des Horrors«, mit entsprechend ausgewählten Gefahren, ihr Wissen zu testen. So konnten wir u. a. darauf aufmerksam machen, dass z. B. Topfpflanzen mit Erde aus hygienischen

Gründen als Mitbringsel zu unterlassen sind. Vielen Besuchenden war nicht bewusst, dass Sauerstofftherapie und gleichzeitiges Zigarettenrauchen die Gefahr von Verbrennungen herbeiführt. Sie konnten verordnete Nüchternheit nicht erkennen und haben erfahren, dass Süßigkeiten dann unerwünscht sind. Weiter haben wir Stolperfallen eingebaut, von denen wir uns erhofften, dass die Besuchenden angeregt werden, diese zu Hause kritisch zu prüfen. Bei der Durchführung für die Öffentlichkeit war es wichtig, erklärende Fachpersonen vor Ort zu haben.

Im Raum des Horrors wird Lernen auf eine anregende, praktische und lustvolle Weise ermöglicht. Die Teilnehmenden sind mit allen Sinnen im Raum des Horrors unterwegs. Sie schauen unter die Bettdecke, riechen am »Urin«, lassen die Verdunkelung hochfahren und vieles mehr. Bei der ersten Umsetzung war dies eine Herausforderung: Die Mitarbeitenden haben gewisse Gefahren eliminiert – oder laufend zusätzliche Risiken eingebaut. Es schien, als wenn eine automatische Fehlerkorrektur stattfinden würde. Seither weise ich in der Instruktion darauf hin, dass der Raum unverändert zu belassen ist.

Der Raum des Horrors als wirkungsvolle Lernanlage in der Praxis, besonders zur Steigerung der Patientensicherheit, überzeugt mich nach wie vor. Ein Erfolgsfaktor scheint der humorvolle Ansatz: Die Szenen lassen sich witzig, leicht überspitzt gestalten, sodass Leichtigkeit in ein grundsätzlich sehr ernstes Thema kommt. Dies kann z. B. unterstützt werden, indem lustige Namen der Patienten und komische Medikamentennamen verwendet werden oder indem das offensichtliche Naschen einer Patientin durch ein Schokobonbon, das aus dem Mund schaut, ein lustiges Bild abgibt. Dies schätzen die Teilnehmenden, die im Alltag oft mit belastenden Situationen zu tun haben. Außerdem zeigt es auf, das Lernen lustvoll sein kann. Und was lustvoll ist, ist oft nachhaltiger als herkömmliche Lernarrangements.

Literatur

Farnan, J.M., Gaffney, S., Poston, J.T. et al. (2016). *Patient safety room of horrors: a novel method to assess medical students and entering residents' ability to identify hazards of hospitalization*. BMJ Quality and Safety, 25, 153–158.

Stiftung für Patientensicherheit (Hrsg.) (2016). *»Raum des Horrors« – die Aufmerksamkeit für Patientensicherheits-Risiken trainieren*. Paper of the Month: CIRS-AINS | Paper of the Month #59

3.3 Erfahrungsbericht Room of Horrors auf der Intensivstation

Simone Dieter

Das Robert-Bosch-Krankenhaus (RBK) ist ein Stiftungskrankenhaus und zählt zu den Akademischen Lehrkrankenhäusern der Universität Tübingen. Mit 1.041 Betten nimmt es mit dem Standort City in Stuttgart im Jahr bis zu 40.000 Patienten stationär auf. Rund 3.000 Mitarbeiterinnen und Mitarbeiter sorgen dafür, dass sich die Patienten individuell betreut fühlen.

Hintergrund

Auf der Suche nach einem innovativen Fortbildungsformat zum Einsatz im intensivmedizinischen Bereich bin ich auf das Konzept Room of Horrors (RoH) gestoßen. Der RoH bietet zu den gängigen Fortbildungsformaten auf der Intensivstation eine Alternative, um aktiv beim Wissenserwerb teilzunehmen, und ist sowohl für erfahrene als auch für unerfahrene Kollegen auf der Intensivstation geeignet. Besonders hervorzuheben ist, dass sich das Konzept für die Sensibilisierung sicherheitsrelevanter Themen eignet und die Möglichkeit zum interprofessionellen Lernen besteht. Der RoH ermöglicht es Kollegen, sehr praxisnah in einem intensivstationären Setting eingebaute Fehler und Risiken zu entdecken. Darüber hinaus wird ein interaktives Lernen in Bezug auf die Patientensicherheit durch die simulierte komplexe Patientensituation ermöglicht. Des Weiteren wurde das intensivstationäre Setting genutzt, um die identifizierten Patientengefährdungen im realen Alltag erlebbar zu machen. Im Folgenden wird die Umsetzung des RoH erläutert.

Vorbereitung

Für die Planung eines Szenarios auf der Intensivstation habe ich mich an dem Manual der Stiftung Patientensicherheit Schweiz zum RoH orientiert. Für die Umsetzung des Konzeptes RoH war es zunächst notwendig, ein Fallbeispiel zu konstruieren. Um das Szenario so praxisnah wie möglich zu gestalten, wurde ein Szenario auf Basis einer realen komplexen Patientensituation auf der Intensivstation ausgewählt. Das Fallbeispiel wurde auch im Patientendatenmanagementsystem (PDMS) abgebildet, indem Stammdaten, Haupt- und Nebendiagnosen, weiterführende Diagnostik, Therapie, Visiten und Pflegebericht konstruiert und in die Demo-Version eingefügt wurden.

Eine weitere wichtige vorbereitende Maßnahme ist die Erstellung einer Fehlerliste. Diese Liste beinhaltet alle Fehler und Gefahren, die im RoH abgebildet werden. Sie dient außerdem der Vorbereitung des Materials zur Rekonstruktion der Gefahren sowie Gestaltung des Bettplatzes. Die Fehlerliste basiert auf Erkenntnissen aus internen Audits zu Themen wie sicheres Medikations- und Infusionsmanagement. Ebenso aufgenommen wurden Auffälligkeiten aus Fallanalysen, Kennzahlen sowie ausgewerteten Qualitätsindikatoren der Deutschen Interdisziplinären Vereinigung für Intensiv- und Notfallmedizin (DIVI).

Die Vorbereitung schließt auch die apparative Ausstattung der Intensivstation wie beispielsweise den Überwachungsmonitor und das Beatmungsgerät ein. Bei der Vorbereitung waren die Praxisanleiterin und die stellvertretende Stationsleitung einbezogen. Sehr hilfreich erwies sich hier die Kooperation mit dem angeschlossenen Bildungszentrum zum Ausleihen von Verbrauchsmaterialien, wie z.B. Blasendauerkatheter (BDK), Infusionsleitungen und einem Dummy. Ebenfalls im Vorfeld habe ich die Anleitung für Teilnehmende, die Liste zur Bestätigung der Teilnahme, die Vorlage zur Fehlererfassung sowie Feedbackbögen in ausreichender Stückzahl vorbereitet und Klemmbretter sowie Stifte zur Verfügung gestellt und gerichtet.

Um meine Kollegen im interprofessionellen Team auf die Veranstaltung mit dem RoH aufmerksam zu machen, habe ich Plakate auf allen Intensivstationen persönlich verteilt und ausgehängt. Weiterhin habe ich Einladungen per E-Mail an zuständige Oberärzte und Pflegedienstleitungen gesendet. Für den RoH waren vier Stunden geplant, sodass im Anschluss des RoH die für den Tag letzte geplante OP aufgenommen werden konnte.

Durchführung

Die Durchführung beinhaltete eine Vorbereitung, in der die Teilnehmenden über den Ablauf informiert wurden. Anschließend begaben sich die Teilnehmenden mit der Fehlerliste in den Raum mit einer anschließenden Nachbesprechung. Alle Teilnehmenden – ob als Team, Gruppe oder Einzelperson – wurden kurz vor Betreten des RoH am Durchführungstag über den Ablauf und die Intention des RoH informiert. Ebenso wurden vorab Fragen geklärt und Regeln festgelegt. Die Regeln haben sich auf die zeitliche Beschränkung von 15 Minuten bezogen und dass der Raum wie vorgefunden auch wieder verlassen werden sollte, d.h. alles sollte am vorgesehenen Platz verbleiben.

In der Schleuse bzw. im Vorraum des Bettplatzes wurden die Teilnehmenden vorab eingewiesen. Sobald die Zeit der Fehlersuche der vorherigen Gruppe beendet war, konnten die zuvor eingewiesenen Teilnehmenden der nächsten Gruppe den Raum betreten. Mit den Personen, die den RoH absolviert haben, fand eine Nachbesprechung statt. Die Nachbesprechung hatte das Ziel, die essenziellen Fehler und Risiken gemeinsam, als Ergebnissicherung, zu besprechen. Alle Teilnehmenden hatten die Möglichkeit, ihre Fehler zu präsentieren. Die Teilnehmenden haben sich je nach persönlicher Präferenz selbstständig sowohl für die Durchführung als auch für die Nachbesprechung in einer Gruppengröße von zwei bis sechs Personen zusammengeschlossen. Die Gruppen waren teilweise interprofessionell. Es war auch eine Teilnahme für eine Einzelperson möglich. Besonders schön zu beobachten war in dieser Phase die Gruppendynamik und das gegenseitige Ergänzen der einzelnen Teilnehmenden.

Nachbereitung

Nach insgesamt vier Stunden und 40 Teilnehmenden war der erste RoH auf der Intensivstation des RBKs beendet. Im Anschluss habe ich nochmals ein Plakat für die Teams entworfen und mich für die aktive Teilnahme bedankt. Durch das Einverständnis der Kollegen konnte ich auch Bilder in Aktion machen, um den Tag festzuhalten. Die Auswertung der Feedbackbögen habe ich dem Team präsentiert und gemeinsam mit der zuständigen Pflegedienstleitung die Preise an die Siegergruppen ausgehändigt. Die Bilder wurden im Team sowie nach Einverständnis der Kollegen in den sozialen Medien gepostet.

Positive Aspekte, Herausforderungen und Fazit

Positive Aspekte

Wir haben in der relativ kurzen Zeit sehr konzentriert gearbeitet und viel gelacht. Dies spiegelt sich auch in der Rückmeldung wider, dass der RoH auf der Intensivstation des RBKs als äußerst lehrreich empfunden wurde und auch Kollegen weiterempfohlen wird. Das Angebot wurde sehr gut angenommen und die Rückmeldungen waren sehr positiv, sodass der Room of Horrors fortgesetzt wird. Ein Highlight war der spontan verkündete Preis von der Pflegedirektion für die Siegergruppe mit den am meisten identifizierten Fehlern. Die Verkündung des Preises für die Sieger hat die Motivation zusätzlich gefördert.

Herausforderungen

Herausfordernd war es, ein Bettplatz auf der Intensivstation für die Vorbereitung, Durchführung und die Aufräumarbeiten verbindlich einzuplanen. Aufgrund der knappen Anzahl von Intensivbetten konnte erst kurz vor dem Start des RoH alles vor Ort vorbereitet werden. Eine verbindliche Reservierung des Einzelbettes war nicht möglich. Dies erfordert für die Vorbereitung eine offene, kreative, spontane und entspannte Grundhaltung.

Eine gute Vorbereitung und Absprache mit den beteiligten Personen sowie die Bereitstellung aller benötigten Materialien ist eine wichtige Voraussetzung. Das digitale Dokumentationssystem (PDMS) muss kontinuierlich zu der Begleitung des RoH fortgeführt werden, sodass eine Umsetzung zu zweit zu empfehlen ist.

Die Teilnahme der Ärzte war eher gering. Dies könnte an der Uhrzeit gelegen haben, da der RoH nur bis 15:30 Uhr geöffnet war. Die Kollegen haben zurückgemeldet, dass während der Fehlersuche die Konzentration durch Unterbrechungen wie Türe öffnen und Fotografieren als störend empfunden wurde.

Fazit

Die meisten haben angegeben, die Fehler und Gefahrenquellen gemeinsam mit Kollegen der gleichen Berufsgruppe gesucht zu haben. Dies könnte an der eher geringen Teilnehmerzahl anderer Berufsgruppen wie Ärzte gelegen haben. Der Austausch mit anderen scheint ein wichtiger Aspekt zu sein und die meisten profitieren laut dem Feedback davon. Sehr wichtig bei der Umsetzung und Planung des RoH ist die Unterstützung von ärztlicher und pflegerischer Leitung; sie ist entscheidend für die erfolgreiche Umsetzung.

Insgesamt war es ein erfolgreicher, lehrreicher Tag, der auch noch Spaß gemacht hat. Benötigt wird perspektivisch ein Skillslab mit intensivstationärer Ausstattung, um verbindlich zu planen. Ebenso ist geplant, das Zeitfenster für die Umsetzung auf einen längeren Zeitraum auszudehnen, sodass noch mehr Kollegen des interprofessionellen Teams davon profitieren und teilnehmen könnten.

3 Praxiserfahrung mit dem Room of Horrors

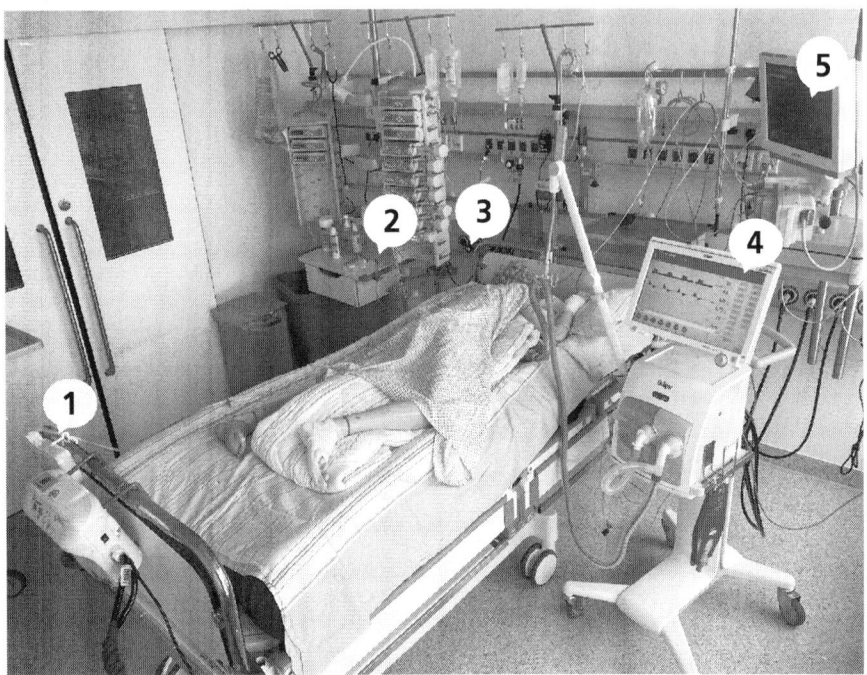

Abb. 4: Fehlerquellen im Room of Horrors (Foto: Simone Dieter)

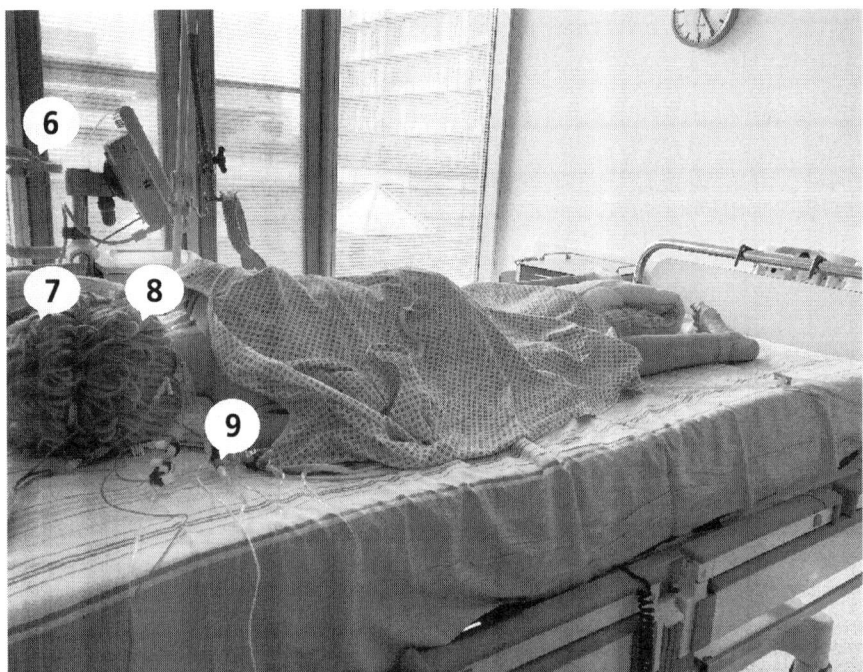

Abb. 5: Fehlerquellen im Room of Horrors (Foto: Simone Dieter)

Tab. 4: Auszug aus der Fehlerliste des RoH auf der Intensivstation des Robert-Bosch-Krankenhauses (eigene Zusammenstellung)

Nr.	Fehler/Gefahr	Beschreibung
1	Gefahr für nosokomiale Infektion	• BDK über Blasenniveau platziert
2	nosokomiale Infektion: Gefahr für Bakteriämie	• Liegedauer der vorbereiteten i.v.-Lösungen überschritten
2	Arbeitssicherheit: Rekapping	• Perfusorspritze mit Nadel und Deckel
3	klinischer Prozess: Absaugung funktioniert nicht	• kein Sogaufbau
4	klinischer Prozess: Einstellungen Beatmungsgerät	• Minutenvolumen Alarm hoch • Tidalvolumen tief kein Alarm • Tidalvolumen > 7 ml/kg/KG (Körpergewicht)
5	klinischer Prozess: Alarmgrenzen Monitor	• MAP (mean arterial pressure)-Einstellung fehlt
6	klinischer Prozess: keine Schmerzerfassung	• pflegerische Maßnahme nicht durchgeführt, trotz Indikation mittels CPOT (critical care pain observation tool)-Assessment
7	klinischer Prozess: Positionierung	• direkter Druck auf Auge und Nase in der Positionierung der Bauchlage
8	klinischer Prozess: Ulcerationsgefahr/Aspirationsgefahr	• Cuffdruck zu gering/zu hoch
9	Medikation: falsche Verabreichungsweise	• Dauerinfusion/Perfusor läuft auf 3 ml/h anstatt auf 1 ml/h, z.B. Insulinperfusor
9	Gefahr für nosokomiale Infektion: Propofolperfusor Systemwechsel	• Zeit des Systemwechsels beim Propofolperfusor überschritten
9	nosokomiale Infektion: Gefahr für Bakteriämie	• am 3-Wege-Hahn des ZVKs fehlt ein Kombi Stopper/Deckel

3.4 Meine Erfahrungen als Auszubildene mit dem »Room of Horrors«

Alica Steenken

»Room of Horrors« – für mich persönlich ein bisher unbekannter Begriff, unter dem ich mir zunächst nicht sehr viel vorstellen konnte. Meine ersten Berührungspunkte mit dem »Room of Horrors« erlebte ich im Klinikum Oldenburg – als eine Aktion am Tag der Pflege.

3 Praxiserfahrung mit dem Room of Horrors

Gemeinsam wurde unser Team, bestehend aus erfahrenen examinierten Pflegefachpersonen aus verschiedenen Bereichen und mir als Auszubildende, eingewiesen. Wir erhielten medizinisch und pflegerisch relevante Informationen zu dem Patientenfall. Uns erwartete ein Raum mit verschiedensten Fehlerquellen, die darauf warteten, entdeckt zu werden. Anfangs war ich etwas aufgeregt, da ich nicht genau wusste, was mich in dem »Room of Horrors« erwartet. Neben der Nervosität, einen gewissen Anspruch erfüllen zu wollen, verspürte ich ein Gefühl der Unsicherheit, was passiert, wenn ich Fehler nicht entdecken würde. Während des Verlaufes wurde mir allerdings schnell bewusst, dass es im »Room of Horrors« nicht darum geht, wer wie viele Fehler findet, die Teilnehmer nicht miteinander verglichen oder bewertet werden, sondern dass vielmehr das gemeinsame Miteinander zählt. Der Austausch innerhalb des Teams führte dazu, dass wir uns schnell in den Patientenfall hineinversetzen konnten und die ersten Fehlerquellen entdeckten. Diese Vorgehensweise stärkte die Zusammenarbeit in unserem Team und weckte unseren Ehrgeiz, so effektiv wie möglich miteinander zu arbeiten und so viele Fehler wie möglich zu entdecken. Insgesamt versteckten sich viele Fehlerquellen, wie nicht in Reichweite stehendes Schuhwerk oder falsche Medikamente, sodass es jedem Pflegenden möglich war, Fehler zu entdecken. Meine anfänglichen Bedenken sind somit schnell verflogen. Nach Ablauf der vorgegebenen Zeit evaluierten wir gemeinsam die von uns entdeckten und die unentdeckten Fehlerquellen im Zimmer und am Patienten.

Für mich als Auszubildene war die Teilnahme von ganz besonderer Bedeutung und eine prägende Erfahrung. Abgesehen von dem Spaßfaktor hat mir besonders gut die Zusammenarbeit und die verschiedenen Expertisen aller an der Gruppe beteiligten Personen gefallen. Jeder brachte sein Wissen und seine Stärken ein, ohne dass einem »auf die Finger geschaut wurde«. Die Zusammenarbeit wurde gefördert, da miteinander und voneinander gelernt und somit gemeinsame Problemlösungen entwickelt wurden. Die gemeinsame Übung sensibilisiert und trainiert die Aufmerksamkeit und erinnert daran, dass Fehler schnell und auch den besten, erfahrensten Pflegefachpersonen passieren können. Hier wurde mir persönlich die Wichtigkeit der Kommunikation in der pflegerischen Versorgung bewusst. Denn nur, wenn Fehler mit den Kollegen besprochen und geteilt werden, können andere Kollegen aus diesen Fehlern lernen und diese, im besten Fall, zukünftig vermeiden. Ich persönlich habe im »Room of Horrors« die Fehler »erlebt«, sodass ich diese intensiv verinnerlichen konnte. In meinem Stationsalltag erinnere ich mich oft an Fehlerquellen aus dem »Room of Horrors« zurück, sodass ich mein Verhalten und meine Arbeitsweise stetig reflektieren kann.

Noch tagelang nach der Aktion war der »Room of Horrors« Thema auf Station, sodass im Team über die verschiedenen Fehlerquellen berichtet und diskutiert wurde. Der »Room of Horrors« hat allen Teilnehmern bewusst aufgezeigt, dass kleine und große Fehler immer wieder passieren. Dabei ist es egal, ob die Teilnehmer neu im Beruf sind oder schon jahrelange Erfahrung haben.

Durch die interaktive Übung habe ich mein eigenes Verhalten reflektieren und für meinen weiteren Berufsweg aus vielen Fehlern, besonders den unentdeckten, lernen können. Durch die begrenzte Zeit wurde ebenfalls deutlich, wie wichtig es ist, in stressigen Situationen einen kühlen Kopf zu bewahren, sich Zeit zu nehmen und aufmerksam zu bleiben. Private Gespräche sowie unordentliche Zimmer können vom eigentlichen Fokus, der Patientenversorgung, ablenken.

»Der einzige wirkliche Fehler ist der, von dem wir nichts lernen« – Henry Ford

Als Auszubildene könnte ich mir sehr gut vorstellen, die einzelnen Lerneinheiten innerhalb der Ausbildung mit dem »Room of Horrors« zu verknüpfen. Das Hauptaugenmerk der pflegerischen Kernkompetenzen kann dabei semesterentsprechend angepasst werden, sodass beispielsweise der Fokus auf Fehlerquellen im Zusammenhang mit der Patientensicherheit oder diagnostischen und therapeutischen Interventionen liegt. Die Verknüpfung von Theorie und praktischer Durchführung im »Room of Horrors«, mit dem gewissen Spaßfaktor, verfestigt Gelerntes, sensibilisiert die Schüler für die Praxis und stärkt somit ihre Handlungskompetenzen. Ich würde mir wünschen, dass die jeweiligen Einrichtungen den Pflegenden einen »Room of Horrors« mit den verschiedensten Szenarien zur Verfügung stellen. Dabei könnten beispielsweise gesammelte Fehlerquellen von den Stationen übernommen und in die verschiedenen Fälle eingebaut werden. Auszubildene, examinierte Pflegekräfte oder auch alle an der Versorgung beteiligten Personen könnten somit aus bereits erlebten Fehlern lernen und dahingehend sensibilisiert werden.

Ich persönlich finde, dass der »Room of Horrors« eine attraktive Chance bietet, auf Fehler hinzuweisen und aufmerksam zu machen. Durch diese Vorgehensweise wird nicht nur die Patientensicherheit gewährleistet, sondern auch die Sensibilisierung für Fehlerquellen in der pflegerischen Versorgung gefördert. Entscheidend dabei war für mich, dass das Aufzeigen der Fehlerquellen in Form von »learning by doing« stattgefunden hat. Der Spaßfaktor stand trotz des ernsten Hintergrundes im Vordergrund.

4 Rooms of Horrors mit Technologien

4.1 Neue Technologien in der Pflege – simulatives Lernen im Room of Horrors

Die Digitalisierung und der Einsatz neuer Technologien sind in den Sozial- und Gesundheitsberufen angekommen: Die Age- und Healthtech-Szene wächst rasant und bringt stetig digitale und innovative Anwendungen zur Unterstützung unterschiedlicher Versorgungs- und Pflegesettings auf den Weg. Der Einsatz unterstützender Technologien in der Betreuung von Menschen mit Demenz, wie beispielsweise der Assistenzroboter Pepper oder die Robbe Paro, gehört fast schon zum neuen Alltag einer technisierten und digitalisierten Pflege. Eine Verankerung neuer Technologien in den Aus-, Fort- und Weiterbildungen für Pflege- und Gesundheitsberufe ist somit unausweichlich.

Dieser Beitrag skizziert neben einem Überblick neuer Technologien auch mögliche Handlungsoptionen in den Pflege- und Gesundheitsberufen und bezieht dabei das Konzept des simulativen Lernens im Room of Horrors ein.

4.1.1 Überblick neuer Technologien in der Pflege

Das große Feld der Digitalisierung ist komplex und heterogen. Die Begrifflichkeiten wie Digitalisierung oder neue Technologien werden meist synonym verwendet, je nach Betrachtungsweise oder Fokus ergeben sich daher unterschiedliche Definitionsansätze. Für einen ersten Überblick bietet sich eine Einteilung der neuen Pflegetechnologien in verschiedene Themenbereiche an. Die Initiative Neue Qualität der Arbeit (Rösler et al., 2018) beschreibt in ihrer Broschüre *Digitalisierung Pflege* vier Kategorien. Die Kategorien beziehen sich auf die elektronische Pflegedokumentation, technische (assistive) Assistenzsysteme, Telecare und Robotik. Als Ergänzung können zwei weitere Kategorien im Rahmen der neuen digitalen und technischen Möglichkeiten hinzugefügt werden: die Anwendungen der Telematikinfrastruktur und technische und digitale Lösungen im Lehr- und Lernumfeld. Die Anwendungen der Telematikinfrastruktur werden in den kommenden Jahren einen wesentlichen Beitrag in der Digitalisierung allgemeiner Versorgungsprozesse leisten, sodass auch Lernende früher oder später mit den Fachanwendungen wie beispielsweise dem E-Rezept, der elektronischen Patientenakte oder dem elektronischen Medikationsplan in Verbindung kommen. Zudem gewinnen digital gestützte Lernangebote zunehmend an Bedeutung (Ortmann-Welp, 2020, S. 8). E-Learning-Plattformen, interaktive Whiteboards, Serious Games oder Tablets werden vermehrt in den Pflegeschulen eingesetzt (Hauck, 2020, S. 23). Die oben beschriebenen Kategorien werden im Folgenden unter der Bezeichnung *neue Technologien in der Pflege* zusammengefasst.

4.1.2 Handlungsoptionen neuer Technologien in der Pflege

Durch die Verfügbarkeit digitaler Anwendungen bzw. neuer Technologien ergeben sich neue Handlungsoptionen (Meißner & Kunze, 2021, S. 26), insbesondere für die Aus-, Fort- und Weiterbildungen in den Pflege- und Gesundheitsberufen. Der Aufbau entsprechender Medien- und Digitalkompetenzen erscheint daher bereits in der Pflegeausbildung als sinnvoll – vor allem die Vermittlung informationstechnologischer Grundlagen sowie eines kompetenten Umgangs mit neuen Technologien unter Berücksichtigung digitaler Ethik-Komponenten (Ortmann-Welp, 2020, S. 9).

Um den neuen technischen Anforderungen in der Pflege gerecht zu werden und Medien- sowie Digitalkompetenzen bereits in der Aus-, Fort- und Weiterbildung aufzubauen, gibt es bereits zahlreiche Projekte, Initiativen und Praxistests. Besonders innovativ und praxisorientiert ist das vom Bundesministerium für Bildung und Forschung (BMBF) geförderte Verbundprojekt *Cluster – Zukunft der Pflege – Mensch-Technik-Interaktion*, welches 2017 mit dem Pflegeinnovationszentrum (PIZ) in Oldenburg startete. Insgesamt setzt sich das Cluster aus dem Pflegeinnovationszentrum (PIZ) in Oldenburg und den vier Pflegepraxiszentren (PPZ) in Freiburg, Nürnberg, Berlin und Hannover zusammen. Neben der Erforschung neuer Pflegetechnologien und dem Aufbau von *Reallaboren* der verschiedenen Versorgungssettings werden in den Praxiszentren die neuen Technologien auf *Praxistauglichkeit* untersucht und evaluiert.

Im PIZ Oldenburg stehen vier Reallabore für die Forschung und Praxis zur Verfügung. Je nach Versorgungssetting können entsprechende Technologien getestet und evaluiert werden: In der IDEAAL-Wohnung liegt der Fokus auf dem Wissenstransfer und der Aufklärung im Bereich von Ambient (Active) Assistent Living (AAL) Technologien. Das Pflegeheimlabor CARL (CAReLab) ist einem Pflegezimmer in der stationären Langzeitpflege nachempfunden. Hier können Pflegekräfte neue Technologien zur Robotik ausprobieren. Im Intensivpflegelabor LIFE (Lab for Intensive Care Facility Experience) kann ein halbelektronisches Intensivstationsbett mit Monitoring in Simulationstrainings getestet werden. Eine Pflegedienstzentrale steht ebenfalls zur Verfügung, hier liegt der Schwerpunkt der neuen Technologien auf Telepflege und Telemedizin sowie dem Einsatz von Telepräsenzrobotern.

Am Standort Freiburg setzt das PPZ neue Technologien in unterschiedlichen Settings der Akutpflege ein. Der Fokus liegt dabei u. a. auf der Reduzierung von Lärmbelästigung auf Intensivstationen, der Dekubitusprophylaxe und der Versorgung von Menschen mit Demenz im Akutkrankenhaus. Im PPZ Berlin steht die geriatrische Versorgung im Mittelpunkt, wobei hier neue Technologien zur digitalen Überleitung vom Akutkrankenhaus in die häusliche Pflege im Vordergrund stehen.

Das PPZ Nürnberg entwickelte u. a. ein didaktisches Konzept, um Wissenserzeugung und -vermittlung im Prozesszusammenspiel der Mensch-Technik-Interaktion zu gestalten (Prescher et al., 2018, S. 8). Anhand des konkreten Beispiels der Implementierung und Anwendung des sensorgestützten Systems des Pflegepflasters *moio-care* wurde dieses erprobt. Es betrachtet den komplexen Prozess als Lernkultur-, Organisations- und Personalentwicklung im Zusammenspiel mit Technik und Didaktik (Prescher et al., 2018, S. 10). Der Lernprozess wird durch die technologische Innovation ausgelöst und umfasst Maßnahmen individueller und organisationaler Kompetenzentwicklungen (Prescher et al., 2018, S. 10)

Im PPZ Hannover werden ebenfalls neue Technologien im Setting des Akutkrankenhauses getestet. Ziel ist »der Aufbau einer zukunftsfähigen Station, in der technische Innovationen zur Unterstützung von Pflegefachpersonen und zur Verbesserung der Patientenversorgung eingesetzt werden« (Medizinische Hochschule Hannover (MHH), 2022, o. S.). Zusammen mit den Pflegefachkräften werden die neuen Technologien ausgesucht. Die Auswahl der Innovationen orientiert sich ebenso an den Bedarfen des Pflegepersonals wie auch an denen der zu versorgenden Personen. Die ausgewählten Techniken werden anschließend auf einer unfallchirurgischen Station im pflegerischen Alltag getestet und evaluiert. Darüber hinaus steht im PPZ Hannover ein Experimentierraum zur Verfügung: Hier können neue Technologien wie z. B. zwei innovative Pflegebetten mit unterschiedlichen AMS (Active Mobilisation System™), Sensormatten, VR-Brillen sowie Tracking Apps oder Techniken zur Beruhigung, Beschäftigung und Sinneswahrnehmung getestet und ausprobiert werden. Zusätzlich bietet das PPZ Hannover in regelmäßigen Abständen öffentliche Informationsveranstaltungen an.

4.1.3 Einsatz neuer Technologien und Patientensicherheit

Die PPZ bieten die Möglichkeit, sich mit unterschiedlichen Settings und der Handhabung verschiedener neuer Technologien auseinanderzusetzen. Diese Lehr- und Lernumgebungen können somit einen Beitrag leisten, die Patientensicherheit zu erhöhen. Bislang wird die Patientensicherheit meist mit dem klinischen Risikomanagement (Akutkrankenhaus) in Verbindung gebracht. Zur Umsetzung dieses klinischen Risikomanagements werden laut Hellmann (2022) verschiedenartige Meldesysteme im Rahmen eines Qualitätsmanagementsystems eingesetzt.

Betrachtet man die Patientensicherheit in Bezug auf neue Technologien und in der Pflege, so findet man in der Literatur bisher kaum aktuelle Beiträge. Ganz im Gegenteil, denn Hellmann (2022) geht in seiner aktuellen Veröffentlichung sogar so weit, dass aufgrund des Fachkräftemangels die Pflege zunehmend ein Risiko für die Patienten berge. In seiner Schlussbetrachtung befürwortet Hellmann die Auseinandersetzung mit neuen Technologien bzw. der Digitalisierung als ergänzendes Hilfsmittel zur Optimierung der Prozesse. Wichtig erscheint dabei die Einbindung der Patienten in die Prozesse der Behandlung.

4.1.4 Simulatives Lernen mit neuen Technologien im Room of Horrors

Um Patientensicherheit – auch im Kontext neuer Technologien – zu trainieren, bietet sich der konzeptionelle Ansatz des Room of Horrors an. Anhand von Fallbeispielen können Simulationstrainings in den unterschiedlichen Versorgungssettings mit eingebauten Fehlern und Risiken zur Steigerung der Patientensicherheit umgesetzt werden.

Das Klinikum in Frankfurt am Main setzt beispielsweise das Konzept *Room of Error* (Synonym für Room of Horrors) neben dem bewährten klinischen Risikomanagement als Maßnahme zur Weiterentwicklung und Erhöhung der Sicherheitskultur ein. Schneider und Graf (2022) beschreiben die Lernerfahrung mit dem Konzept als positiv. In interdisziplinären Teams werden Fallbeispiele gelöst und dabei die Beobachtung, Kommunikation und Teamarbeit gefördert. Die Patientensicherheit wird mit einem positiven Teamerleben verknüpft und erhöht nach Meinung der Autoren die Sicherheitskultur. Wie der praktische Einsatz neuer Technologien in der Pflege nach dem Konzept Room of Horrors aussehen kann, zeigt das folgende Fallbeispiel.

Fallbeispiel – Einsatz neuer Technologien

3. Ausbildungsdrittel
Akutpflege, Allgemeinchirurgie, Patientenzimmer

Stammblatt:

Name, Vorname, Jahrgang:	Schenkel, Siegfried, geb. 1937
Diagnosen: (ggf. in Haupt- und Nebendiagnosen aufteilen)	Hauptdiagnose: • Schenkelhalsfraktur rechts • Rippenserienfraktur rechts • Pneumothorax rechts Nebendiagnosen: • V. a. Morbus Menière • beginnende Demenz
Allergien:	• keine bekannten Allergien
aktuelles Leiden:	• Z. n. Sturz und Anlage Thoraxdrainage (Pneumokatheter) rechts
Diagnostik: (nicht in jedem Setting benötigt)	• vollumfängliche Diagnostik bei Einlieferung

körperliche/geistige Einschränkungen und Besonderheiten:	• immobil durch Sturz und OP, leicht verwirrter Zustand
sozialer Status:	• wohnt mit seiner Ehefrau in einem großen Haus

Situationsbeschreibung:

Herr Schenkel wohnt mit seiner Ehefrau in einem großen Haus in der Region Hannover. Er war Rechtsanwalt mit eigener Kanzlei. Inzwischen führen seine beiden Kinder die Kanzlei fort. Beide Kinder sind als Betreuer für ihren Vater eingesetzt. Herr Schenkel ist vor drei Tagen zu Hause gefallen, infolgedessen er über die Notaufnahme ins Krankenhaus eingeliefert wurde. Er liegt auf Ihrer Station – einer unfallchirurgischen Station mit Alterstraumatologie. Ihre Station ist mit diversen neuen Technologien ausgestattet, die Ihren pflegerischen Alltag unterstützen und erleichtern.

Herr Schenkel liegt in einem AMS-Bett (Active Mobilisation System™) zur Reduzierung von Dekubitus. Zusätzlich liegt er auf einer intelligenten Betteinlage (TEXIBLE Wisbi®). Diese Einlage sendet einen Alarm, wenn die betreute Person sich entweder auf einer nassen Unterlage befindet oder das Bett verlässt. Herr Schenkel wurde vor drei Tagen operiert und ist sehr unruhig und verwirrt. Sie beginnen den Frühdienst und in Begleitung Ihrer Praxisanleitung mit der morgendlichen Routineversorgung.

Benötigtes Material:

- Puppe
- Pflegebett mit AMS
- TEXIBLE Wisbi® Betteinlage
- Infusionsständer mit Infusion
- venöser Zugang mit Verband und Pflaster
- Pneumokatheter-Anlage rechts mit Verband (rechts)
- Blasenkatheter
- mobiles Endgerät mit installierter App für TEXIBLE Wisbi®
- Namensschild am Bett

Raumvorbereitung:

- Puppe liegt im Bett präpariert mit einem Pneumokatheter auf der rechten Seite
- Lagerungsintervall des AMS-Systems ist auf »rechts« und Rücken eingestellt
- Lagerungsintervall ist auf sechsmal Lagerung pro Stunde eingestellt
- Kopfteil ist zu hoch eingestellt, mind. 50 Grad/Fernbedienung des Bettes liegt in der Hand der Puppe

- akustische Alarme des AMS-Systems sind ausgestellt, die Signalwarnungen »Blinken« sind eingestellt, sind sichtbar am Fußende des Bettes, der Patient sieht die Warnleuchte nicht
- Datum für die Überprüfung des AMS (MPG) ist abgelaufen
- Blasenkatheter liegt »gezogen« im Bett – Pat. hat eingenässt, die Betteinlage ist nass, es wird kein Alarm ausgelöst
- Konnektoren der TEXIBLE Wisbi® Betteinlage sind nicht richtig verbunden
- App von TEXIBLE Wisbi® nicht mit dem WLAN verbunden, dadurch keine Kopplung mit dem System
- mobiles Endgerät hat kaum Akku und ist auf lautlos eingestellt
- Verband am Pneumokatheter gelöst, ggf. mit Sekret, blutig verkrustet
- Pneumokatheter liegt mit im Bett
- Infusionsschlauch liegt in der anderen Hand der Puppe und ist verknotet, Infusion ist nicht durchgelaufen
- Bett ist zu hoch
- Bettseitenteile am Kopfteil sind unten, die Fußteile sind oben

Sicherheitsrisiken:

Fehler/Gefahr	Beschreibung
Sicherheitsrisiko AMS	• falsches Lagerungsintervall ist eingestellt, rechts Anlage des Pneumokatheters • Lagerungsintervall ist zu schnell eingestellt (sechsmal pro Stunde), wirkt sich möglicherweise auf den Schwindel aus • akustische Alarmsignale sind ausgestellt, Funktionsfähigkeit des AMS ist eingeschränkt, führt erneut zu erhöhtem Dekubitusrisiko • Fernbedienung des Bettes ist in Reichweite des Patienten, durch Verwirrtheit oder Unwissenheit kann selbstständig das Bett/Kopfteil verstellt werden. Funktionsfähigkeit des Bettes/AMS ist eingeschränkt, führt erneut zu erhöhtem Dekubitusrisiko • Datum zur Überprüfung des AMS/Prüfplakette ist abgelaufen (MPG-Richtlinien), Funktionsfähigkeit könnte eingeschränkt sein, allgemeines Sicherheitsrisiko
Infektionsgefahr/Dekubitusgefahr/Verletzungsgefahr	• Ziehen des geblockten Blasenkatheters kann zu Verletzungen der Harnröhre führen, erhöhte Infektionsgefahr, durch langes Liegen auf nassem Untergrund ggf. Dekubitusgefahr erhöht
Sicherheitsrisiko Umgang mit TEXIBLE Wisbi®	• Konnektoren müssen gut verknüpft sein, sonst ist Funktionsfähigkeit der Betteinlage nicht gegeben, Betteinlage kann keinen Alarm auslösen, weder bei Nässe noch bei Verlassen des Bettes, somit Sturzgefahr/Dekubitusgefahr erhöht

Fehler/Gefahr	Beschreibung
Sicherheitsrisiko WLAN	• Betteinlagen-System (TEXIBLE Wisbi®) muss mit WLAN verbunden werden, sonst keine Funktionsfähigkeit • WLAN sollte idealerweise stabil in den Häusern/Einrichtungen laufen
Sicherheitsrisiko Umgang mit mobilem Endgerät	• auf den mobilen Endgeräten müssen die entsprechenden Apps installiert werden, Endgeräte müssen entsprechend geladen sein und ausreichend Akku für die Schicht enthalten, mobiles Endgerät kann auf stumm gestellt werden, akustische Signale können somit nicht wahrgenommen werden
Infektionsrisiko Pneumokatheter	• Verband ist gelöst, blutig, verkrustet, dadurch Infektionsrisiko, Eindringen von Bakterien
Infektionsrisiko Pneumokatheter	• Pneumokatheter liegt im Bett, ist über Anlaufniveau, Funktionsfähigkeit ist eingeschränkt, Rücklaufventil kann kaputt gehen, Sekret kann auslaufen/Sekret kann nicht entsprechend ablaufen
Sicherheitsrisiko Infusionsschlauch/Gefahr von Mangelversorgung/Dehydrierung/Infektionsgefahr	• Infusion kann nicht laufen, entsprechende Flüssigkeitszufuhr ist nicht gegeben; ggf. Infektionsgefahr durch Manipulation des Infusionsschlauchs venöser Zugang
Sicherheitsrisiko Bett/Sturzgefahr	• Bett ist zu hoch, Gefahr des Sturzes aus dem Bett ist gegeben, TEXIBLE Wisbi®/Betteinlage ist nicht mit dem WLAN verbunden und auch nicht entsprechend verknüpft, der Alarm bei Verlassen des Bettes wird nicht ausgelöst
Sicherheitsrisiko Bettgitter/Sturzgefahr	• Bettseitenteile am Kopfteil unten und am Fußende oben, Sturzgefahr bei Verlassen des Bettes gegeben

Begleitdokumente:

- Arztbriefe, Befunde, Medikation, Anordnungen, Fieberkurve, Pflegedokumentation und Wunddokumentation können je nach Ausbildungsstand entsprechend dem Fallbeispiel beigefügt werden und somit die Komplexität steigern oder verringern.

TEXIBLE Wisbi®:

Hinweise und mögliche Fehlerquellen seitens des Herstellers:

- Der ELDAT-Empfänger muss mit der Rufanlage verbunden und mit dem Wisbi-Sender entsprechend gekoppelt sein. Der korrekte Anschluss sollte über die Rufanlage getestet werden.
- Die Betteinlage sollte ohne Falten in der entsprechenden Position im Pflegebett eingelegt werden.

- Die Betteinlage muss mit dem Sender verbunden sein, es ist darauf zu achten, dass die Druckknöpfe richtig zusammengeklickt sind.
- Bei Nässe oder Feuchtigkeit der Betteinlage werden keine weiteren Alarme über den Status »belegt« gesendet. Die Betteinlage sollte entsprechend mit einer trockenen Betteinlage ausgetauscht werden. Somit ist die Alarmierung erneut aktiviert und auch die Dekubitusprävention wieder gegeben.
- Eine weitere Fehlerquelle ist der Batteriestatus. Bei einer schwachen Batterieleistung zeigt die Betteinlage ein gelb-rotes Warnsignal über LEDs. Die Batterien haben in der Regel eine Laufzeit von ca. sechs Monaten und sollten danach gewechselt werden.

Bildmaterial:

Die Bilder sind mit freundlicher Unterstützung des Pflegepraxiszentrums der Medizinischen Hochschule Hannover entstanden und durch die Hersteller (Compliant concept AG, Stéphane Kaus, AMS-Bett, und TEXIBLE Wisbi®, Kathrin Fröis) freigegeben. Das PPZ Hannover stand für die exemplarische Erstellung und Simulation dieses Fallbeispiels zur Verfügung.

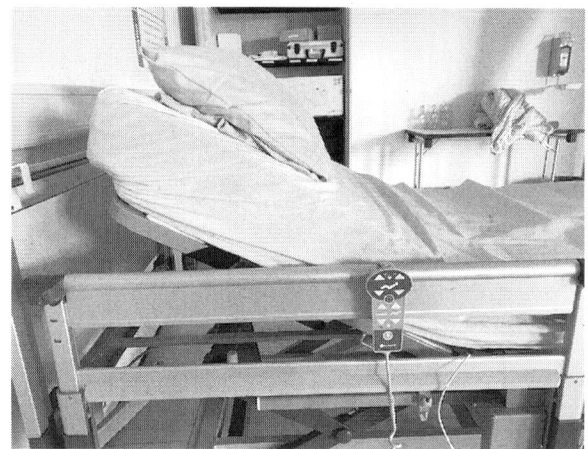

Abb. 6: AMS-Bett Kopfteil hochgestellt (Foto: Francesca Warnecke, aufgenommen im PPZ Hannover)

4 Rooms of Horrors mit Technologien

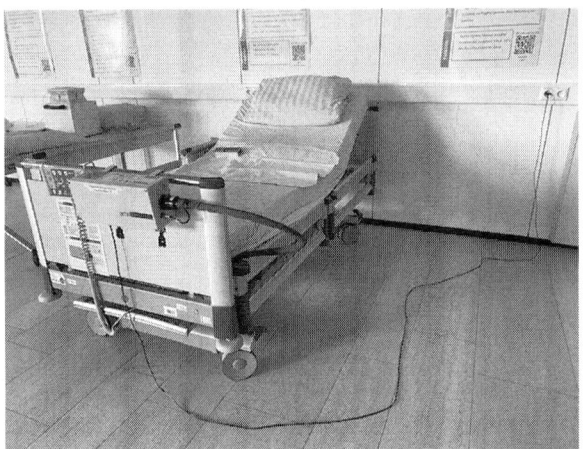

Abb. 7: AMS-Bett mit Betteinlage (Foto: Francesca Warnecke, aufgenommen im PPZ Hannover)

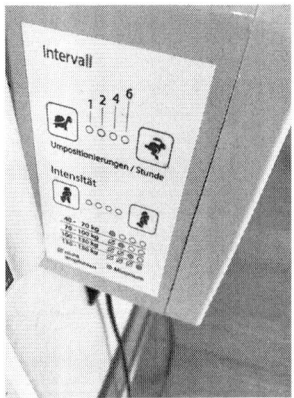

Abb. 8: AMS-Bett Anzeige Intervalle (Foto: Francesca Warnecke, aufgenommen im PPZ Hannover)

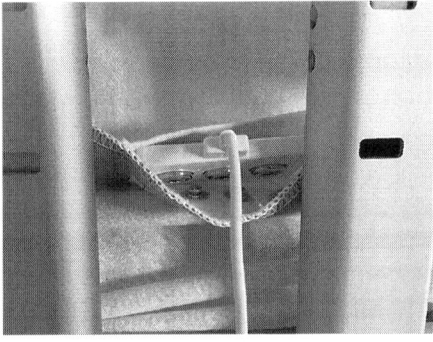

Abb. 9: Ausschnitt Betteinlage TEXIBLE Wisbi® – Druckknöpfe nicht korrekt verbunden (Foto: Francesca Warnecke, aufgenommen im PPZ Hannover)

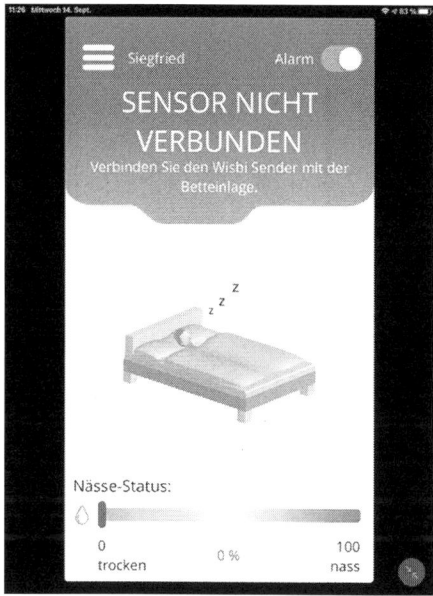

Abb. 10: Auszug Rufanlage/APP-Alarmierung TEXIBLE Wisbi® (Foto: Francesca Warnecke)

Literatur

Hauck, C. (2020). *Die Bedeutung neuer Technologien für die Pflegebildung. Eine Annäherung.* In: Dreschel, T. & Inthorn, J. (Hrsg.) *Wie viel Technik ist menschlich? Medienpädagogische und ethische Auseinandersetzungen mit Digitalisierung in der Pflegeausbildung* (S. 23–39). München: kopaed.

Hellmann, W. (Hrsg.) (2022). *Patientensicherheit. Gemeinsames Handeln als Herausforderung.* Wiesbaden: Springer Gabler.

Medizinische Hochschule Hannover (MHH) (Hrsg.) (2022). *Pflegepraxiszentrum Hannover.* Zugriff am 29.09.2022 unter: https://www.ppz-hannover.de/pflegepraxiszentrum-hannover

Meißner, A. & Kunze, C. (2021). *Pflege(n) mit Technik – Wie passt das zusammen?* In: Meißner, A. & Kunze, C. (Hrsg.) *Neue Technologien in der Pflege: Wissen, Verstehen, Handeln* (S. 25–36). Stuttgart: Kohlhammer.

Ortmann-Welp, E. (2020). *Digitale Lernangebote in der Pflege. Neue Wege der Mediennutzung in der Aus-, Fort- und Weiterbildung.* Berlin, Heidelberg: Springer.

Prescher, T., Zerth, J., Müller, S. et al. (2018). *Neue Pflegetechnologien als Bildungsaufgabe im Pflegepraxiszentrum (PPZ) Nürnberg.* In: Boll, S., Hein, A., Heuten, W., Wolf-Ostermann, K. (Hrsg.) *Zukunft der Pflege. Tagungsband der 1. Clusterkonferenz 2018. Innovative Technologien für die Pflege* (S. 8–12). 04.–06. Juni 2018. Oldenburg: BIS-Verlag der Carl von Ossietzky Universität Oldenburg. Zugriff am 30.11.2022 unter: http://oops.uni-oldenburg.de/3592/1/Zukunft%20der%20Pflege%20-%20Tagungsband%20der%20Clusterkonferenz%202018.pdf

Rösler, U., Schmidt, K., Merda, M., Melzer, M. (2018). *Digitalisierung in der Pflege. Wie intelligente Technologien die Arbeit professionell Pflegender verändern.* Berlin: Geschäftsstelle der Initiative Neue Qualität der Arbeit. Bundesanstalt für Arbeitsschutz und Arbeitsmedizin.

Schneider, K. & Graf, J. (2022). *Patientensicherheit – Was wir darunter verstehen und wie wir dies im Universitätsklinikum Frankfurt umsetzen.* In: Hellmann, W. (Hrsg.) *Patientensicherheit. Gemeinsames Handeln als Herausforderung* (S. 87–98). Wiesbaden: Springer Gabler.

Weitere Internetquellen

Evangelisches Johannesstift Altenhilfe gGmbH (Hrsg.) (2022). *Pflegepraxiszentrum Berlin. Startseite.* Zugriff am 29.09.2022 unter: https://www.ppz-berlin.de/
OFFIS e. V. (Hrsg.) (2022). *Cluster »Zukunft der Pflege«.* Zugriff am 29.08.2022 unter: https://www.cluster-zukunft-der-pflege.de/
OFFIS e. V. (Hrsg.) (2022). *Startseite Pflegeinnovationszentrum.* Zugriff am 29.09.2022 unter: https://www.pflegeinnovationszentrum.de/
Universitätsklinikum Freiburg (Hrsg.) (o.J.) *Pflegepraxiszentrum Freiburg.* Zugriff am 29.09.2022 unter: https://www.uniklinik-freiburg.de/ppz-freiburg.html

4.2 Der Room of Horrors, ein spielendes Erlebnis in Virtual Reality

Claudia Schlegel und Uwe Weber

Wie schon in anderen Kapiteln dieses Buches beschrieben, werden Lehrveranstaltungen im sogenannten Room of Horrors durchgeführt, um Fachpersonen verschiedener Gesundheitsberufe für die Patientensicherheit zu sensibilisieren. Diese Trainings finden im Rahmen der Aus- und Weiterbildung statt. Eine Studie der Stiftung Patientensicherheit Schweiz legt nahe, dass der »Raum des Schreckens« eine wirksame und beliebte Methode ist, um das Bewusstsein für die Patientensicherheit zu schärfen (Zimmermann et al., 2021). Der Room of Horrors soll Studierende dazu ermutigen, in bestimmten Situationen die richtigen Entscheidungen zu treffen und entsprechende Maßnahmen einzuleiten. Dabei gilt es, in den Räumen nicht nur Fehler zu finden und diese zu beheben, sondern zu entscheiden, welche Interventionen in der aktuellen Situation für den Patienten, die Patientin die richtigen sind. Das Konzept dieser interaktiven Lehrmethode sieht vor, dass beim Betreten eines Patientenzimmers bestimmte Abläufe systematisiert werden. Das heißt, der Fokus liegt nicht nur auf dem Patienten, sondern auch auf Objekten, die sich im Zimmer befinden – dazu zählen Infusionen, Katheter, Tabletts und anderes. Somit wird der Room of Horrors auch zu einem Raum, der Chancen zur Reflexion bietet.

Eine interaktive Lehrmethode ist dann besonders wirksam, wenn die Teilnehmenden in die realitätsnahe Situation, die im Trainingsraum vorgegeben ist, eintauchen können. Dies gelingt u. a. mit der Technologie der Virtuellen Realität (VR) – man spricht in diesem Zusammenhang von *Immersion*. Die Immersion bezeichnet den Grad des Eintauchens und wird definiert als das Ausmaß, in dem die eingesetzte Technologie in der Lage ist, eine einschließende, intensive, umfassende und lebendige Illusion der Realität zu liefern (Huff, 2021). Die Virtual-Reality-Technologie wird zunehmend als vielversprechendes Instrument in verschiedenen Lernumgebungen eingesetzt, um deren Komplexität zu reduzieren, zu strukturieren und immersive Realitäten abzubilden (Radianti et al., 2020). Aufgrund umfassender Gestaltungsmöglichkeiten, authentischer sowie interaktiver Lernumgebungen werden immersiven Medien im Diskurs der Lehr-Lern-Forschung große Potenziale zur Förderung von Lernprozessen zugeschrieben (Wu et al., 2020). Chavez und Bayona (2018) nannten 17 positive Auswirkungen von VR, darunter die Verbesserung der Lernergebnisse, realitätsnahe Lernerfahrungen, intrinsische Motivation, größeres Interesse am Lernen und verbesserte Fähigkeiten. Medien mit VR haben das Potenzial, über das Fachwissen hinaus Kompetenzen und konstruktivistisches Lernen zu fördern (Bakenhus et al., 2022). Diese Technologie bietet die Möglichkeit, verschiedene Lernumgebungen für reale Simulationen in der virtuellen Welt zu erstellen und den Bedürfnissen entsprechend zu gestalten.

4.2.1 In die virtuelle Welt eintauchen

Bis in die 2000er Jahre wurde der Begriff Immersion vor allem im Zusammenhang mit Computerspielen verwendet, in welche die Spielenden regelrecht eintauchten. Mit ihrer eigenen Wahrnehmung konnten sie Teil dieser Spielwelt werden. Die technologische Entwicklung hat dazu geführt, dass die Immersion heute zunehmend mit Virtual und Augmented Reality in Verbindung gebracht wird. Die Technologie der Virtuellen Realität (VR) basiert auf Computergrafik, die virtuelle Szenen und Gegenstände erzeugen kann. Diese werden mit Eingabegeräten manipuliert und können über Ausgabegeräte gesehen, gehört, berührt und sogar gerochen werden (Zhang, 2017). Burdea und Coiffet (2003) benennen die drei Is der Virtual Reality folgendermaßen: *Immersion, Imagination, Interaktion.*

Die *Immersion*, das Eintauchen in die VR, kann als Wahrnehmung der physischen Anwesenheit in einer nichtphysischen Welt bezeichnet werden. Diese Wahrnehmung wird erzeugt, indem die Nutzenden von Bildern, Tönen oder anderen Reizen umgeben werden, die eine fesselnde Gesamtumgebung schaffen. Die Nutzenden werden nicht mehr nur Inhalte betrachten, sondern in die immer größer werdenden virtuellen Welten eintauchen und sich selbst im Zentrum wiederfinden. Je mehr Sinnesmodalitäten angesprochen werden, je höher die Geschwindigkeit der Informationsverarbeitung und je größer die Anzahl bereitgestellter Verhaltensmöglichkeiten sind, desto immersiver ist ein VR-System (Huff, 2021). Das menschliche Vorstellungsvermögen (*Imagination*) ermöglicht es den Nutzenden, in der computergenerierten Simulation nichtexistierende Dinge wahrzunehmen und erzeugt die Illusion, sie seien real. Sie vermittelt das Gefühl, ein Teil der Handlung zu sein. In der *Interaktion* reagiert die künstliche Welt auf Interventionen des Nutzers, der Nutzerin. Deren Eingabe können Gesten, verbale Befehle oder Verfolgung der Kopfbewegungen sein.

4.2.2 Spielähnliche Elemente hinzufügen

Wie von Wiest et al. (2017) erwähnt, hat der Room of Horrors spielerische Anteile, das heißt, es geht um wettbewerbsähnliche Bedingungen, sei es einzeln oder zusammen in einem Team. Sogenannte *Gamifications* haben sich in den letzten Jahren in der Ausbildung von Gesundheitsberufen etabliert. Gamification beschreibt den Prozess des Hinzufügens von Spielen oder spielähnlichen Elementen (z. B. einer

Aufgabe), um die Teilnahme zu fördern *(Merriam-Webster Dictionary, 2022)*. Nach Sailer & Homner (2020) ist die Kombination von Wettbewerb und Zusammenarbeit innerhalb der Gamification besonders wirksam, um verhaltensbezogene Lernergebnisse zu fördern.

Auch am Berner Bildungszentrum Pflege (BZ Pflege) wurde dies erkannt und vor rund zehn Jahren ein digitales Spiel mit ernsthaftem (Lern-)Ziel (Serious Game) zum Thema Room of Horrors entwickelt. Die Studierenden sahen sich einen kurzen Film an, in dem ein Patient in einem Patientenzimmer im Bett lag. Im Film wurden elf Gefahren, die sich auf die Patientensicherheit bezogen, eingebaut, welche die Pflegestudierenden finden mussten. Bei den Gefahren handelte es sich um akut lebensbedrohliche Elemente (z. B. Sauerstoffmaske nicht auf dem Gesicht des Patienten) und andere Fehler. Durch das Klicken auf die entsprechende Gefahrenquelle wurde ein visueller Hinweis mit einem grünen Häkchen und einer Erklärung eingeblendet, wobei definiert wurde, weshalb der Fehler behoben werden muss. Um die Aufgabe zu erledigen, hatten die Studierenden drei Minuten Zeit und mussten 15 Klicks betätigen. Das Serious Game wurde von den Studierenden gut genutzt und sie hatten Spaß daran. Mit dem Aufkommen der VR-Technologie wollte das BZ Pflege in der Pflegeausbildung die Vorteile der Immersion nutzen und entwickelte einen virtuellen Room of Horrors.

Eine Bedarfsanalyse in der klinischen Praxis hat ergeben, dass Studierende des ersten Semesters beim Betreten eines Patientenzimmers die Gesamtsituation nicht erfassen können. Es ist ihnen nicht möglich zu erkennen, welche Interventionen prioritär sind und welche nicht. Bei der Entwicklung des VR-Szenarios machten sich die Verantwortlichen diese Informationen zu nutze. Dabei war wichtig zu erkennen, in welchem Kontext und um welche Patientensituation es sich handelte. So kam folgendes Fallbeispiel zustande:

Fallbeispiel

Herr Wagner, ein 80-jähriger Patient, liegt wegen einer Lungenentzündung im Spital. Da seine Medikamente in Form von Tabletten umgestellt wurden, wurden die peripheren Leitungen gezogen. Er hat jedoch noch einen Blasenkatheter, welcher demnächst entfernt werden soll. Wegen seiner schlechten Sauerstoffsättigung ist Herr Wagner auf Sauerstoff angewiesen.

Das VR-Setting wurde in Form eines Spiels konzipiert, welches das praxisnahe Fallbeispiel von Herrn Wagner problemorientiert darstellt. Die Studierenden haben die Aufgabe, im virtuellen Praxiszimmer innerhalb von fünf Minuten zehn Gefahren zu finden, die sich auf die Patienten- und Arbeitsplatzsicherheit beziehen. Die Korrektur erfolgt virtuell. Bei jeder richtigen Handlung erhalten die Teilnehmenden einen Punkt (▶ Abb. 11). Anschließend können sie ihre Gesamtpunktzahl einsehen und sich mittels zusätzlicher Informationen in das Thema vertiefen.

VR-Anwendungen finden sich in zahlreichen Branchen, darunter Bauwirtschaft, Zahnmedizin, Sport, Humanmedizin, Schulen, Marketing, Ernährung, Mitarbeiterausbildung und Energie (Orsolits & Lackner, 2020). In der Medizin- und Pflegeausbildung finden Virtual-Reality-Anwendungen in den verschiedensten Fach-

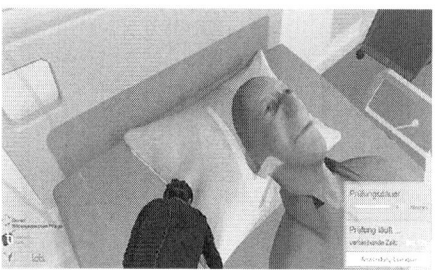

Abb. 11: Patient im virtuellen Raum (© BZ Pflege)

disziplinen zu den unterschiedlichsten Themen statt. VR wird eingesetzt, um z. B. die Anatomie zu erlernen (Weber & Schlegel, 2020), in der chirurgischen Ausbildung (Kuhn et al., 2021), bei der Schmerzbehandlung im Notfall (Birrenbach et al., 2022) und für verschiedene Therapien, wie z. B. virtuelle Expositionstherapie bei Angststörungen (Shiban, 2018).

Auf dem Markt sind verschiedene Anbieter tätig, die sich auf pflegerische Handlungen spezialisiert haben und eine diverse Anzahl von den unterschiedlichsten Patientensituationen und Handlungen zur Verfügung stellen. Die Preise variieren je nach Anbieter, Anzahl Studierender und Anzahl der vorhandenen Patientensituationen. Die technische Entwicklung lässt es heutzutage zu, dass Simulationen im virtuellen Raum erstellt werden können, die auf dem konventionellen Weg nicht möglich wären, wie z. B. Simulationen mit Kindern. Ein weiterer Vorteil der Entwicklung ist, dass sich mehrere Personen gleichzeitig im selben virtuellen Raum aufhalten (▶ Abb. 12) , sodass sie sich absprechen und gegenseitig beraten können. Auch kann der Zugang zum virtuellen Raum so angelegt sein, dass die Studierenden nicht mehr vor Ort sein müssen, sondern interaktiv – von zu Hause aus – online teilnehmen können. Einige dieser Vorteile haben wir bei der Weiterentwicklung der Patientensituation genutzt, so wurde darauf geachtet, dass Herr

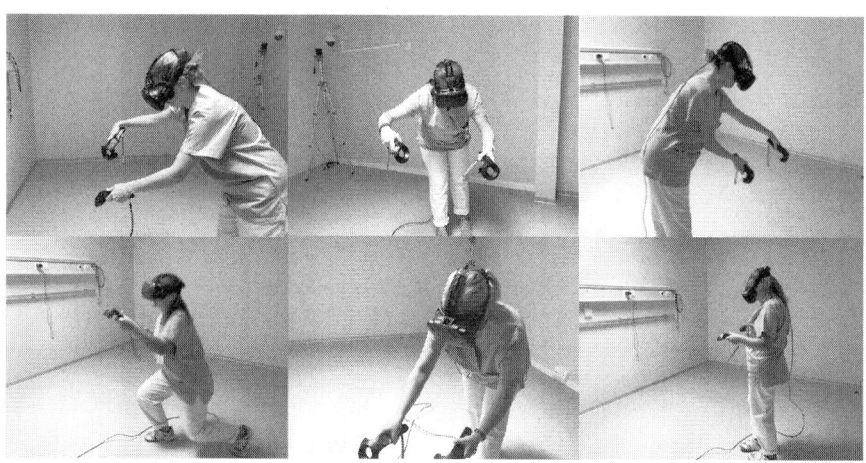

Abb. 12: Studierende in der Simulation des Room of Horrors (© BZ Pflege)

Wagner sprechen kann. Dies geschah, indem die entsprechenden Sprachdialoge, z. B. »Ich bekomme schwer Luft«, in das Programm eingepflegt wurden. So kann eine virtuelle Kommunikation mit dem Patienten zustande kommen. Die Studierenden sollen dabei feststellen, dass der Sauerstoffadapter beim Sauerstoffanschluss nicht eingesteckt ist und sie diese Gefahrenquelle virtuell korrigieren müssen.

Abb. 13: QR-Code: Video Room of Horrors (© BZ Pflege)

4.2.3 Room of Horrors: virtuell versus vor Ort

Man fragt sich natürlich, warum ein Room of Horrors virtuell sein muss, wenn es doch die Möglichkeit gibt, vor Ort – in der entsprechenden Institution – Räume einzurichten, welche dem Zweck eines Horrorzimmers dienen. Beide Vorgehensweisen haben ihre Berechtigungen und ihre Vor- und Nachteile. Die Methode der VR-Technologie scheint aktuell jedoch eine äußerst flexible und einfache Lösung zu sein. Flexibel daher, da die Technologie jederzeit vorhanden ist und es keine Räume und Möblierung braucht. Die Räume werden mit der entsprechenden Software in wenigen Minuten gestartet. Es kann vieles virtuell programmiert werden: Infusionen, Blutdruckmessgeräte, Pulsoximeter, Blasenkatheter etc. Auch können beim virtuellen Patienten, der virtuellen Patientin akustisch normale sowie pathologische Atemgeräusche simuliert werden. Ebenso lässt sich die Herzfrequenz einem Krankheitsbild anpassen. Zudem kann das ganze Mobiliar ausgetauscht werden. Das ermöglicht, den Spitalkontext beispielsweise in eine spitalexterne Situation umzuwandeln und diese entsprechend zu modifizieren.

Erfreulicherweise ist die Handhabung der VR-Technologie heute zunehmend einfacher und kostengünstiger als früher. Bis vor ein paar Jahren war es erforderlich, dass man zu einem Head Mounted Display (das ist die offizielle Bezeichnung der VR-Brillen) noch einen Gaming Laptop mit einer hohen Rechenleistung benötigte. Der Gaming Laptop war erforderlich, um die VR-Welt in der Brille darzustellen. Das hat zu hohen Anschaffungskosten geführt, da für jede Brille ein Gaming Laptop benötigt wurde. Aktuell gibt es verschiedene Hardware-(Brillen)-Anbieter, wo das Programm alleine im Head Mounted Display abgespielt wird und den Gaming Laptop nicht mehr erforderlich macht. Eine weitere Entwicklung auf dem Markt der Anbieter zeigt, dass es inzwischen eine beachtliche Anzahl von Lizenzen gibt, welche sich für die Entwicklung eines Room of Horrors und auch weiterer Simulationen in der pflegerischen Ausbildung eignen. Diese Lizenzkosten sind für einen Bildungsanbieter teilweise günstiger als eigene Simulationen zu entwickeln, da das Wissen für die Programmierung nicht vorhanden ist.

4.2.4 Schlussfolgerung

Der Einsatz der VR-Technologie ist heutzutage vom technischen Aufwand her keine Herausforderung mehr und daher gut einsetzbar. Auch ist das Lernen mit der VR-Technologie nicht nur der jungen Generation vorbehalten. Untersuchungen zeigen, dass auch heterogene Gruppen keine Berührungsängste haben, mit der VR-Brille zu lernen (Schlegel et al., 2021). Weitere Erkenntnisse zeigen auf, dass Lernende den Einsatz mit der VR-Brille mehrheitlich akzeptieren und die virtuelle Welt als verständlich und förderlich für ihr Lernen wahrnehmen (Schlegel et al., 2021). Auch die spielerischen Anteile, welche durch die VR-Brille speziell zum Ausdruck kommen, erhalten und fördern die Wahrnehmung, die Imagination, die Neugier/den Entdeckungs- und Erforschungsgeist sowie das Regel- und Ordnungsbewusstsein – Eigenschaften, welche nicht nur für Kinder, sondern auch für Erwachsene förderlich sind.

Somit kommen wir zum Schluss, dass der Room of Horrors, virtuell oder vor Ort, eine wichtige Einrichtung für Fachpersonen verschiedener Gesundheitsberufe ist, um Gefahren zu erkennen, welche die Patienten oder die Fachpersonen selbst betreffen. Im Rahmen solcher Lehrveranstaltungen kann reflektiert werden, was zur Minimierung von Risiken führt. Dies gilt sowohl für die Aus- als auch für die Weiterbildung. Durch das immersive Lernerlebnis kann im Room of Horrors spielerisch gelernt werden, was den Teilnehmenden meist Spaß macht und der Sicherheit der Patienten zugutekommt.

Literatur

Bakenhus, S., Holzapfel, M.A., Arndt, N., Brückmann, M. (2022). *Die Erstellung einer Lernumgebung mit immersiver Virtual Reality für das Fach Sachunterricht nach dem M-iVR-L Modell*. MedienPädagogik: Zeitschrift für Theorie und Praxis der Medienbildung, 47, 76–93. https://doi.org/10.21240/mpaed/47/2022.04.04.x

Birrenbach, T., Bühlmann, F., Exadaktylos, A.K. et al. (2022). *Virtual Reality for Pain Relief in the Emergency Room (VIPER) – a prospective, interventional feasibility study*. BMC Emergency Medicine, 22(113). https://doi.org/10.1186/s12873-022-00671-z

Burdea, G.C. & Coiffet, P. (2003). *Virtual Reality Technology (IEEE Press)*. 2. Aufl. New Jersey: John Wiley & Sons.

Chavez, B. & Bayona, S. (2018). *Virtual Reality in the Learning Process*. In: Rocha, Á., Adeli, H., Reis, L., Costanzo, S. (Hrsg.) Trends and Advances in Information Systems and Technologies (S. 1345–1356). WorldCIST'18 2018. Advances in Intelligent Systems and Computing, Vol. 746. Cham: Springer. https://doi.org/10.1007/978-3-319-77712-2_129

Huff, M. (2021). *Immersion*. In: Dorsch – Lexikon der Psychologie. Hogrefe AG. Hrsg. von Markus Antonius Wirtz. Zugriff am 18.07.2021 unter: https://dorsch.hogrefe.com/stichwort/immersion

Kuhn, S., Huettl, F., Deutsch, K. et al. (2021). *Chirurgische Ausbildung im digitalen Zeitalter – Virtual Reality, Augmented Reality und Robotik im Medizinstudium*. Zentralblatt für Chirurgie – Zeitschrift für Allgemeine, Viszeral-, Thorax- und Gefäßchirurgie, 146(01), 37–43. https://doi.org/10.1055/a-1265-7259

Merriam-Webster Dictionary (2022). *Gamification*. Merriam-Webster. Zugriff am 21.07.2022 unter: https://www.merriam-webster.com/dictionary/gamification

Orsolits, H. & Lackner, M. (2020). *Einleitung*. In: Orsolits, H., Lackner, M. (Hrsg.) *Virtual Reality und Augmented Reality in der Digitalen Produktion* (S. 1–5). Wiesbaden: Springer Gabler. https://doi.org/10.1007/978-3-658-29009-2_1

Radianti, J., Majchrzak, T.A., Fromm, J., Wohlgenannt, I. (2020). *A systematic review of immersive virtual reality applications for higher education: Design elements, lessons learned, and research agenda.* Computers & Education, 147, 103778. https://doi.org/10.1016/j.compedu.2019.103778

Sailer, M. & Homner, L. (2020). *The Gamification of Learning: a Meta-analysis.* Educ Psychol Rev, 32, 77–112. https://doi.org/10.1007/s10648-019-09498-w

Schlegel, C. Geering, A., Weber, U. (2021). *Lernen im virtuellen Raum.* GMS Journal for Medical Education, 38(2), 1–14.

Shiban, Y. (2018). *Virtuelle Expositionstherapie bei Angststörungen.* Der Nervenarzt, 89(11), 1227–1231. https://doi.org/10.1007/s00115-018-0596-z

Weber, U. & Schlegel, C. (2020). *Anatomie studieren mit Virtual Reality.* In: SocietyByte. Wissenschaftsmagazin der Berner Fachhochschule. Zugriff am 31.08.2022 unter: https://www.societybyte.swiss/2020/06/25/anatomie-studieren-mit-virtual-reality/

Wiest, K., Farnan, J., Byrne, E., Matern, M., Cappaer, Hirsch, K., Arora, M. (2017). *Use of Simulation to Assess Incoming Interns' Recognition of Opportunities to Choose Wisely.* Journal of Hospital Medicine, 12(7), 493–497. https://doi.org/10.12788/jhm.2761

Wu, B., Yu, X., Gu, X. (2020). *Effectiveness of immersive virtual reality using head-mounted displays on learning performance: A meta-analysis.* British Journal of Educational Technology, 51(6), 1991–2005. https://doi.org/10.1111/bjet.13023

Zhang, H. (2017). *Head-mounted display-based intuitive virtual reality training system for the mining industry.* International Journal of Mining Science and Technology, 27(4), 717–722. https://doi.org/10.1016/j.ijmst.2017.05.005

Zimmermann, C., Fridrich, A., Schwappach, D.L.B. (2021). *Training Situational Awareness for Patient Safety in a Room of Horrors: An Evaluation of a Low-Fidelity Simulation Method.* Journal of Patient Safety, 17(8), e1026–e1033. https://doi.org/10.1097/pts.0000000000000806

5 Anhang

5.1 Vorlage für den Aufbau eines Fallbeispiels

Setting, Ort und Ausbildungsabschnitt:

Kompetenzbereiche:

Stammblatt:

Name, Vorname, Alter:
Diagnosen: (ggf. Haupt- und Nebendiagnosen)
Allergien:
aktuelles Leiden:
Diagnostik: (nicht in jedem Setting benötigt)
körperliche/geistige Einschränkungen und Besonderheiten:
sozialer Status:

5 Anhang

Situationsbeschreibung:

Benötigtes Material zur Vorbereitung des Raumes:

Raumvorbereitung (Beschreibung, wie der Raum eingerichtet ist):

Sicherheitsrisiken (Nennen der eingebauten Gefahren bzw. Fehler und ggf. beschreiben):

Sicherheitsrisiken/Gefahr/Fehler	Beschreibung

Sonstiges (Was wird noch benötigt bzw. was ist wichtig für die Lernsituation?):

Begleitdokumente (z. B. Arztbriefe, Befunde, Medikation, Anordnungen, Fieberkurve, Pflegedokumentation, Wunddokumentation):

5 Anhang

5.2 Vorlage für einen Arbeitsauftrag für Lernende

1. Lesen Sie sich folgendes Fallbeispiel durch:

2. Gehen Sie wie folgt vor:

3. Notieren Sie die Risiken bzw. Gefahren, die Sie vorgefunden haben.

5.2 Vorlage für einen Arbeitsauftrag für Lernende

4. Reflektieren Sie folgende Fragen gemeinsam mit Ihrer Lernbegleitung bzw. in der Gruppe.

Notizen